Markus Baum

XUND

Heil und Heilung aus christlicher Sicht

Weder Kraut noch Wundpflaster machte sie gesund, sondern dein Wort, Herr, das alles heilt.

Weisheit 16,12

Markus Baum

XUND

Heil und Heilung aus christlicher Sicht

FSC
www.fsc.org
MIX
Papier aus verantwortungsvollen Quellen
Paper from responsible sources
FSC® C105338

Bibliografische Information
der Deutschen Nationalbibliothek:
Die Deutsche Nationalbibliothek verzeichnet diese Publikation in der Deutschen Nationalbibliografie; detaillierte bibliografische Daten sind im Internet über http://dnb.dnb.de abrufbar.

TWENTYSIX – Der Self-Publishing-Verlag
Eine Kooperation zwischen der Verlagsgruppe
Random House und BoD – Books on Demand

Herstellung und Verlag:
BoD – Books on Demand, Norderstedt

ISBN: 978-3-740-73556-2

Inhaltsverzeichnis

I. Heil und Heilung aus christlicher Sicht

I.1. Das verlorene Paradies

Wir leben im ersten Viertel des 21. Jahrhunderts nach Christus. Die Erde beherbergt derzeit etwa acht Milliarden Menschen. Die Pocken sind ausgerottet. Die Schwarze Pest war so gut wie ausgerottet. Der Milzbranderreger ist in den Hochsicherheitstrakts der Militärs eingesperrt.

Es gibt Schutzimfpungen gegen Cholera und Hepatitis und Grippe und Keuchhusten und Kinderlähmung. Es gibt Mittel gegen Schnupfen und Kopfweh und Durchfall und Depressionen. Es gibt Antibiotika gegen alle nur vorstellbaren Bakterien. Es gibt Mittel gegen Pilzkrankheiten. Es gibt Nikotinpflaster und Gesundheitstees und Heilfasten und kalte und heiße Güsse, und es gibt Hörhilfen und Kontaktlinsen und orthopädische Schuhe. Es gibt Dutzende bewährte diagnostische Möglichkeiten und für einen Großteil der Leiden auch gut erprobte und erfolgreiche Therapien. **Aber heil ist diese Welt trotzdem nicht.**

Die Krankheit an sich ist nicht ausgerottet. Je gesünder die Bevölkerung eines Landes körperlich ist, um so voller sind die psychiatrischen Kliniken. Je fitter und gesundheitsbewußter wir alle sind – umso mehr Leute drängeln sich in den Wartezimmern der Psychologen.

Immer dann, wenn wieder mal ein medizinisches Journal triumphierend meldet: „Wieder eine Krankheit besiegt, wieder eine erfolgreiche Therapie entwickelt, wieder ein Kraut gewachsen gegen ein bestimmtes Gebrechen..." – dann können Sie fast eine Wette darauf abschließen, dass Wochen später am anderen Ende der Welt eine neue Geißel der Menschheit auftaucht. Aber vielleicht taucht diese Geißel auch gar nicht am anderen Ende der Welt auf, sondern im selben Krankenhaus, nur auf einem anderen Flur.

Wir sehnen uns allesamt nach der heilen Welt. Ich könnte ganz gut leben ohne Windpocken, ohne Blinddarmentzündung, ohne Malariamücken und ohne Angina. Wenn ich es mir aussuchen könnte, dann würde ich liebend gern in einer Welt ohne Krankheiten leben, folglich auch ohne Hustensaft und ohne Beruhigungsmittel und ohne Pharmaindustrie. Die Berufsstände der Ärzte und der Apotheker wären in einem solchen Paradies auch verzichtbar – die Betroffenen hätten dann sicher Ideen, wie sie ihre Zeit und ihre Kraft anderweitig einsetzen könnten. Aber das ist ein unerfüllbarer Traum.

Diese Welt ist wunderschön, aber perfekt ist sie leider nicht. In dieser Welt ist der Wurm drin. Überall in dieser Welt lauern Moder und Ansteckung und Zerfall und Tod und Unheil.

Merken Sie die ungeheure Spannung? Wir sehnen uns nach der heilen Welt. Aber spätestens, wenn wir an einem Friedhof vorbei kommen oder bei einem Besuch im Krankenhaus auf eine verschlossene Flurtür stoßen mit der abschreckenden Aufschrift „Intensivstation," dann müssen wir uns eingestehen: Diese Welt ist nicht heil. Und wir als Teil dieser Welt sind auch nicht heil. Uns geht etwas ab. Uns fehlt etwas. Und der körperliche Tod, der Exitus – das ist nur ein äußeres Merkmal dieses Mangels. Das auffälligste Merkmal. Alle unsere Träume von der heilen Welt platzen spätestens in dem Augenblick, wo wieder ein Mensch abtreten muss – vorzeitig oder im hohen Alter, zufrieden und lebenssatt oder noch hungrig, noch nicht am Ende mit der Welt.

Krankheit und Tod passen uns überhaupt nicht ins Konzept. Das haben wir alle nicht auf der Rechnung. Dabei gehört es zum Leben jedes einzelnen Menschen. Jeder Mensch ist mindestens einmal in seinem Leben ein medizinischer Fall – am Ende nämlich.

Aber geplant war das ursprünglich anders. Wenn ich im Folgenden etwas über Heil und Heilung aus christlicher Sicht erzähle, dann ist es nur fair, dass ich vorher auf die Voraussetzungen meines Gedankengangs hinweise: Christen bekennen, dass Gott die Welt gut und vollkommen erschaffen hat. Ohne Makel. Und Krankheit und Tod sind zweifellos ein ganz gravierender Makel. Nicht nur ein Schönheitsfehler.

Wenn es ursprünglich mal anders war. Wenn Gott die Welt eigentlich gut geschaffen hat. Ohne Krankheit, ohne Siechtum, ohne Schmerzen, ohne Tod. Und wenn Gott seinen Namen verdient. Dann gehe ich jede Wette ein, dass Gott alles tun wird, um diese paradiesischen Zustände wieder herzustellen. Alles andere würde sich nicht mit seiner Ehre vertragen.

Diese Welt war einmal heil, und sie wird wieder heil werden. Gott höchstpersönlich wird sich darum kümmern. Das ist die Ausgangslage. Vor diesem Hintergrund mache ich mir als Christ Gedanken über Unheil und Krankheit - und über Heil und Heilung.

I.2. Krankheit, Heil und Heilung in biblischer Zeit

Das christliche Verständnis von Heil und Heilung ruht auf dem jüdischen Verständnis. Dahinter stehen 12, 13, 14 Jahrhunderte und mehr Erfahrungen des Volkes Israel mit seinem Gott. Deswegen an dieser Stelle ein kurzer Ausflug ins Alte Testament.

Zum ersten Mal ist in der Bibel die Rede von Krankheit und Heilung und Medizin im Buch Exodus im Zusammenhang mit den Ägyptischen Plagen. Bis dahin gabs schon mal Hinweise auf Altersschwäche; der Erzvater Isaak hatte im hohen Alter wohl den Star, konnte nicht mehr sehen, war auch etwas wackelig.

Und wissen Sie, in welchem Zusammenhang Isaaks Sohn Jakob seinen Beinamen oder Spitznamen Israel erhalten hat? Nach einem nächtlichen Ringkampf mit Gott. Jakob hat den Kampf natürlich verloren, aber er hat sich wacker geschlagen. So gut, dass man ihn von da an „Gottesstreiter" genannt hat. Auf hebräisch: Isra-el. Als Erinnerung an diesen Kampf hat Jakob ein kaputtes Hüftgelenk zurückbehalten. Er war also von da an gehbehindert, das hat ihn jeden Tag seines restlichen Lebens an diese Begegnung mit Gott erinnert.

Aber ansonsten: nichts von Krankheit oder Ärzteschaft oder Medizin. Das kommt erst drei, vier Generationen später, beim Auszug der Kinder Israel aus Ägypten. Da lässt Gott den Israeliten ausrichten (Exodus 15,26):

„Wirst du der Stimme des Herrn, deines Gottes, gehorchen und tun, was recht ist vor ihm, und merken auf seine Gebote und halten alle seine Gesetze, so will ich dir keine der Krankheiten auferlegen, die ich den Ägyptern auferlegt habe; denn *ich bin der Herr, dein Arzt.*"

Das ist ein Paukenschlag. Und dieses Verständnis hat das Leben und den Glauben des Volkes Israel viele Jahrhunderte lang geprägt und steckt bis zum heutigen Tag im Judentum und im Christentum:

Gott ist der Arzt. Gott ist der Spezialist für Heil und Heilung. Gott kennt sich mit Krankheiten aus. Er kann kurieren. Wenn gegen ein Leiden oder ein Übel überhaupt ein Kraut gewachsen ist: Gott kennt es.

Aber - haben Sie aufgepasst: Dieser Gott kann nicht nur Krankheiten behandeln und heilen, er kann auch welche schicken. Den Ägyptern hat er kurz vorher die Pocken auf den Hals geschickt. Der Gott Israels ist ein allmächtiger, gütiger, ewiger Gott - aber zugleich ist er ein eifersüchtiger Gott, sagt er von sich selbst.

Im 5. Buch Mose, im Kapitel 32,39, sagt dieser selbe Gott: „**Ich kann schlagen *und* kann heilen**" - je nachdem. Für uns heute ist das schwierig zu denken. Aber der Gott Israels, den Juden und Christen bekennen, ist souverän. Er ist der Herr über Leben und Tod, über Wohl und Wehe. Er behält sich die letzte Entscheidung vor - immer. Wobei aus dem biblischen Zeugnis auch klar hervorgeht:

Gott heilt und tut den Menschen Gutes und ist gnädig und barmherzig **ohne jeden Grund** - das ist seine Natur. Aber er straft und züchtigt immer **mit gutem Grund**. Nie willkürlich. Das ist wichtig zu wissen. Denn damit kommt bei den meisten Krankheitsfällen gar nicht erst das fatale Missverständnis auf, dass die Krankheit womöglich eine Strafe für irgendein verstecktes Fehlverhalten sei.

Gott ist der Arzt – diese Erkenntnis hatte für das historische Volk Israel ganz handfeste Folgen. Wenn jemand eine ansteckende Krankheit hatte und wieder genesen ist, dann hat nicht etwa das Gesundheitsamt bescheinigt, dass er wieder unter die Leute darf - sondern der Priester. Ärzte hat es auch damals schon gegeben, aber die waren eher Chiropraktiker und Apotheker. Verrenkte Hälse oder Leistenbrüche oder gebrochene Arme und Beine - da konnten sie etwas ausrichten. Aber sie wussten, wo ihre Grenzen waren. In vielen Fällen hat schon damals nur Beten geholfen. Aber was heißt nur: es **hat** geholfen. Davon zeugen allerlei Berichte, das hat sich auch niedergeschlagen in den Psalmen, also im Liederbuch Israels. Beten hilft: Das war eine lebendige Erfahrung und nicht nur eine rituelle Formel. Wenn jemand tatsächlich gesund wurde, dann hat er oder sie folgerichtig auch den Dank an der richtigen Stelle abgeliefert - nämlich bei Gott.

Vor diesem Hintergrund, in einer derart geprägten Gesellschaft, mit diesem Verständnis im kollektiven Bewusstsein ist vor 2000 Jahren Jesus aufgetreten. Und hat die Vorstellung von Heil und Heilung neu und bis heute wirksam justiert.

I.3. Jesus als Heiler und Heilsbringer

Es gibt heutzutage Tausende ausgewiesene und ebenso viele selbsternannte Jesus-Experten. Die sind sich zum Teil spinnefeind, und ihre Ansichten über Jesus gehen weit auseinander. Sie streiten sich zum Beispiel darüber, ob Jesus wirklich Brot vermehrt hat oder ob er einen Sturm besänftigen konnte. Ob Jesus tatsächlich der erwartete Messias des jüdischen Volkes war, darüber gehen die Meinungen noch weiter auseinander. Sie reichen vom kategorischen Nein bis zum entschiedenen Ja. Aber in einem sind sich fast alle Jesusforscher einig. Selbst die meisten atheistischen Vertreter dieser Zunft und auch die schärfsten Bibelkritiker räumen ein: **Jesus hat tatsächlich Menschen geheilt.**

Und nun ist interessant: Wenn er geheilt hat - wie hat er das gemacht? Hatte er eine bestimmte Methode? Hat er immer ein Sprüchlein gemurmelt? Hatte er eine bestimmte Technik? Hat er sich auf eine bestimmte Art von Leiden spezialisiert?

Antwort: Nein, hat er nicht. Es ist überhaupt kein System erkennbar. Kein Muster. Hier hat Jesus einen Gelähmten wieder auf die Beine gestellt. Dort hat er einen Blinden geheilt. Wieder woanders einen Taubstummen. Er hat sich um Fieberkranke und Epileptiker ebenso gekümmert wie Leprakranke und hat sie geheilt. Einmal hat er eine Fernheilung vorgenommen - da hat er den Kranken noch nicht mal persönlich gesehen. Ein paar Mal war er scheinbar zu spät dran, da war der Patient oder die Patientin schon tot - also hat er ihn bzw.

sie wieder zum Leben erweckt. Manchmal hat sich Jesus auch gar nicht mit den Kranken befasst, sondern nur mit den Angehörigen. Und hat die Kranken nur so nebenbei, der Vollständigkeit halber, auch noch gesund gemacht.

An einer Stelle heißt es in den Evangelien: „Er heilte alle Kranken". Alle, die sich zu ihm geschleppt haben oder die zu ihm gebracht wurden. Ausnahmslos. Bei einer anderen Gelegenheit, bei einem Besuch in Jerusalem, da hatte Jesus am Teich Bethesda Dutzende von Schwerkranken vor sich. Die hatten es alle nötig. Aber Jesus hat sich nur um einen einzigen von diesen Kranken gekümmert. Den hat er geheilt. Die anderen nicht.

Wenn Jesus ein Heiler war, dann jedenfalls ein sehr untypischer. Wenn er es drauf angelegt hätte, als Heiler berühmt zu werden oder aus seinen ganz offenbar wirksamen Heilkräften ein einträgliches Geschäft zu machen, dann hätte er das anders anfangen müssen. Aber ihm ging es ja um etwas ganz anderes. Es ging ihm nicht zuerst um die Heilung von Zipperlein und Rheuma. Er wollte auch nicht einfach Körper und Geist in Balance bringen.

Das große Thema von Jesus war das **Heil im umfassenden Sinn**. Bei manchen Kranken hat sich Jesus anfangs gar nicht um die körperlichen Symptome gekümmert. Es gibt in den Evangelien die Geschichte von vier Freunden, die einen Gelähmten zu Jesus schleppen. In einer Art Hängematte. Und weil sie nicht direkt zu Jesus durchkommen, klettern sie aufs Versammlungsgebäude, decken das Dach ab und lassen den Gelähmten auf seiner Matte herunter. Und nun könnte man meinen: Jesus kümmert sich um die Krankheit. Falsch gedacht. Vielmehr heißt es im Evangelium: „Als Jesus ihren Glauben sah" - den Glauben der Freunde, nicht den Glauben des Gelähmten - „Als Jesus ihren Glauben sah, sprach er: „Deine Sünden sind dir vergeben." Als ob die Sünde das größere Problem des Mannes wäre. Und erst später hat er den Gelähmten wieder auf die Beine gebracht.

Aber genau das ist der Punkt: Jesus hat immer den größeren Zusammenhang hergestellt. Was nützt es dem Gelähmten, wenn er wieder laufen kann - aber mit sich selber und mit Gott ist er nicht im Reinen? Was nützt es dem Blinden, wenn er wieder sehen kann und trotzdem den Sinn des Lebens verfehlt? Oder um mit Jesus zu sprechen (Matth 16,26): „Was nützt es dem Menschen, wenn er die ganze Welt gewinnt," - Haus, Auto, Reisen, Gesundheit, langes Leben – „aber dabei seine Seele verliert?"

Schon klar: körperliche Gesundheit bedeutet ein gehöriges Stück Lebensqualität, erhöht die Möglichkeiten, etwas aus dem eigenen Leben zu machen. Aber die Seele sollte dabei schon mitkommen. Was der Seele gut tut, was sie nähert, was sie aufbaut: Das ist entscheidend. Und wenn die Seele auf der Strecke bleibt, ist der oder die Betroffene auch nicht wirklich gesund.

Jesus hat sich um **das Heil der Menschen** gekümmert. Heil im umfassenden Sinn. Und die Wehwechen und körperlichen Defekte und Depressionen stören da schon. Aber körperliche und geistige Gesundheit ist nicht alles, und noch nicht mal das Wichtigste.

„Hauptsache gesund" – eine solche plakative Aussage, einen solchen Claim hätte Jesus niemals unterschrieben. Und das kann ich als Christ folglich auch nicht unterschreiben. Beim Thema Heil und Heilung aus christlicher Sicht steht aus gutem Grund das Heil an erster Stelle. Heil werden und heil sein ist das Ziel. Heile, beziehungsfähige Menschen, heile und pulsierende Herzen, heile Seelen.

I.4. Die Kraft der Schwachen

Wir haben gesehen: Jesus hat geheilt, aber er hat längst nicht alle Kranken geheilt.

Jesus war auch kein Gesundheitsapostel. Er hat sich nicht mit einer Truppe von psychisch stabilen, leistungsfähigen Kerlen umgeben. Weder hat er Kneippkuren im Jordan empfohlen noch wunderwirksame Diätpläne aufgestellt. Seine Botschaft war nicht: „Führt ein maßvolles Leben, sauft nicht, raucht nicht, seid optimistisch, dann werdet ihr es weit bringen."

Jesus hat seine Schüler auch nicht zu Heilern ausgebildet. Es ist richtig, er hat sie losgeschickt, und sie haben selber auch Menschen geheilt, aber das war nie die Hauptsache. Es gehörte immer nur zum Begleitprogramm. Was sie in erster Linie verbreiten sollten, das war seine **Heilsbotschaft.**

Außerdem hat sich Jesus für diese Mission wirklich ein sonderbares Personal ausgesucht. Darunter eifersüchtige Streithammel, Großmäuler mit ausgeprägten Fluchtreflexen, Grübler und Zweifler, zickige Workaholics. Jeder Personalchef würde sich die Haare raufen. Aber das ist offenbar volle Absicht. Man könnte es so sagen: Jesus hat eine Schwäche für Schwache.

Ich denke an den Heidenapostel Paulus. Nach allem, was wir wissen, war Paulus ernsthaft krank, und was immer er genau hatte - diese Krankheit hat ihn in seiner Arbeit gewaltig behindert.

Details sind nicht bekannt. Die Gelehrten mutmaßen, Paulus könne an Epilepsie gelitten haben, vielleicht war es aber auch eine schwere Variante von Migräne. Im 2. Korintherbrief schreibt Paulus selbst nur vom „Pfahl in seinem Fleisch" und davon, dass ihn „Satans Engel mit Fäusten schlagen," damit er nicht überheblich wird (2. Kor. 12): „Dreimal habe ich deswegen zum Herrn gebetet – Und er hat zu mir gesagt: Lass dir an meiner Gnade genügen, denn **meine Kraft ist in den Schwachen mächtig**."

Das ist eine ganz wichtige Schlüsselstelle. Von daher erklärt sich, wie Christen mit dem Thema Krankheit und Behinderung umgehen und wie die Kirche Jesu Christi das tut.

I.4.1. Der christliche Glaube ist realistisch

Eines kann man dem christlichen Glauben auf keinen Fall vorwerfen, und das wäre eine allzu idealistische Vorstellung vom Menschen. Ganz im Gegenteil: Die christliche Sicht des Menschen, seiner Möglichkeiten, seiner Grenzen und seiner Verletzlichkeit ist durch und durch realistisch. Und deshalb macht das Christentum auch keine unhaltbaren Versprechungen im Hinblick auf Gesundheit und Heilung. Menschliches Leben kann schön und stressfrei und erfüllt sein. Menschliches Leben kann aber auch anstrengend sein, von unzähligen Schwierigkeiten gekennzeichnet oder von Langeweile und Einsamkeit. Und manchmal eben auch gekennzeichnet von Krankheit und Leiden über eine längere Zeit. Aussuchen können wir uns das nicht. Aber wir können mit dem einen wie mit dem anderen leben lernen. Und das gelingt mit Gottes Hilfe vielen Menschen überraschend gut.

Ich muss in diesem Zusammenhang an eine meiner Großtanten denken – eine tatkräftige Bäuerin und Familienmutter, die in den letzten Jahrzehnten ihres Leben zumeist ans Haus gefesselt war mit offenen Wunden an den Beinen, die einfach nicht abheilen wollten – egal, was die Ärzte versucht haben. Dennoch habe ich diese tapfere tief gläubige Frau in Erinnerung mit einem freundlichen Gesicht, oft mit einem ungespielten fröhlichen Lächeln. Anders ist sie mir nie begegnet. Sie hat von innen heraus gesrahlt, obwohl sie allen Grund gehabt hätte, mit ihrem Schicksal zu hadern

– und obwohl sie ganz bestimmt unter Schmerzen litt und ihr Radius deutlich eingeschränkt war. Das hat sie aber nicht davon abgehalten, am Leben teilzunehmen – am Leben ihrer Kinder und Enkel, am Schicksal vieler anderer Menschen. Einen weiten Horizont hatte sie bereits vor der Erfindung des World Wide Web. Und sie hat, so begrenzt ihre Mobilität war, auch Einfluss genommen auf das Weltgeschehen. Nämlich als Beterin. Diese Rolle hat ihr niemand streitig machen können, so hinfällig sie zeitweise auch war.

Wünschenswert ist ein derart körperlich eingeschränktes Dasein natürlich nicht. Wenn wir es uns aussuchen könnten – auf derlei Beschwerden würde wohl jeder und jede verzichen. Aber das Beispiel macht einmal mehr deutlich: Gesundheit ist nicht alles, und selbst ohne Gesundheit ist nicht alles nichts, nicht zwangsläufig jedenfalls.

I.4.2. Glaube schützt vor Krankheit nicht

Gläubige Menschen bleiben nicht von Krankheiten verschont, nur weil sie gläubig sind. Manchmal wird der Glaube auch selbst zum Problem. Es gibt in Oberursel eine Fachklinik, die Klinik Hohe Mark, und die Ärzte und Therapeuten dieser Klinik haben es häufig mit Menschen zu tun, die hat ihr falsch verstandener Glaube krank gemacht. Glaube im Übermaß kann genauso wie Sport im Übermaß krank machen kann. Das passiert nicht häufig, aber es passiert. Und generell gilt: Glauben ist keine Versicherung gegen die Wechselfälle des Lebens. Glaube macht leider auch nicht immun gegen Krankheit. Gläubige sind weder kugelsicher noch unverwundbar, und der christliche Glaube ist weder Tarnkappe noch Deflektor. Glaube ersetzt auch den gesunden Menschenverstand nicht, schützt also zum Beispiel nicht vor Brandblasen bei unbedachtem Hantieren mit heißen Töpfen.

Das ist freilich keine Katastrophe, denn dafür leistet Glaube ganz andere wesentliche Dinge. Auch und gerade hinsichtlich des Umgangs mit Krankheit und Leid. Zum Beispiel hilft der christliche Glaube, das eigene Leben in einen größeren Horizont zu stellen und nach ganz anderen Dingen zu fragen als nach körperlicher Leistungsfähigkeit. „Was ist meine Berufung? Wozu bin ich auf der Welt? Was kann mein Beitrag für ein gutes Miteinander der Menschen sein, die mir lieb und teuer sind?" – Fragen dieses Kalibers sind unabhängig vom Gesundheitszustand der Fragenden.

I.4.3. Krankheit ist in aller Regel keine Strafe

Wer krank ist oder wird, ist in den allermeisten Fällen nicht selber schuld an seinem Elend.

Mitte der 1980er Jahre habe ich mit einer Gruppe von Journalisten in Berlin das Robert-Koch-Institut besucht. Der Leiter des Instituts hat damals im Hinblick auf die Immunschwächekrankheit Aids gesagt: „Aids kriegt man nicht, Aids holt man sich." Das hätte er schon wenige Jahre später nicht mehr so gesagt, denn in der Zwischenzeit waren viele Menschen nichtsahnend von ihren promisk lebenden Partnern mit dem Virus infiziert worden. Für einige Krankheiten ist es freilich auch heute noch richtig: die holt man sich, die kriegt man nicht so einfach. Die fängt man sich ein durch Raubbau am eigenen Körper, durch mangelnde Vorsicht oder durch einen bestimmten Lebensstil.

Aber wenn Kinder Leukämie bekommen oder Hirnhautentzündung, oder wenn Nichtraucher an Lungenkrebs erkranken, kann man natürlich nicht von Schuld oder Verantwortung sprechen. Und von Sinn schon gar nicht. Krankheit und Leid hat in vielen Fällen keinen erkennbaren Sinn.

Im Fall des Apostels Paulus war das insofern ein bißchen anders: Für den hatte die Krankheit zwar auch keinen erkennbaren Sinn, deshalb hat er sich ja auch bei Gott beschwert. Aber in diesem Fall könnte man zumindest sagen: die Krankheit hatte für Paulus einen Nutzen. Sie hat ihm geholfen, sich nicht selbst so wichtig zu nehmen. Sie hat ihm die Dinge zurecht gerückt.

I.4.4. Beten ist immer erlaubt

Gott ist der eigentliche Arzt - also kann man sich auch an ihn wenden. Und das heißt: Beten ist erlaubt, Beten ist sogar erwünscht. Man kann es natürlich auch bleiben lassen, aber dann lässt man womöglich was Wichtiges aus.

Asa, ein Urenkel Salomos, war König von Juda um die Wende vom 10. zum 9. Jahrhundert vor Christus. Von ihm heißt es in 2. Chronik 16,12: „Asa wurde krank an seinen Füßen im neununddreißigsten Jahr seiner Herrschaft, und seine Krankheit nahm sehr zu, und er suchte auch in seiner Krankheit nicht den Herrn, sondern die Ärzte." Hier wird eindeutig ein Zusammenhang hergestellt zwischen Wiedererlangen der Gesundheit und Gottvertrauen. Dem König von Juda wurde zum Verhängnis, dass er seine Hoffnung zuerst und ausschließlich auf die Ärzte gesetzt hat - und nicht auf Gott. Noch nicht einmal in zweiter Linie.

Nun hat sich in den dreitausend Jahren seit der Zeit Salomos, in den zweitausend Jahren seit der Zeit Jesu einiges getan auf dem Gebiet der Medizin. Man könnte es so ausdrücken: Gott hat ganz offensichtlich einen Teil seiner Heilungskompetenz an die Mediziner und Heilkundigen delegiert.

Wenn Jesus heute auftreten würde - er müsste sich nicht mehr um Fälle von Grauem Star kümmern und auch nicht um Leprakranke. Staroperationen sind Routine. Lepra können die Ärzte inzwischen mit Antibiotika behandeln und heilen. Fieber kann man mit Aspirin und kalten Wadenwickeln senken, und gegen Virusgrippe gibt es Schutzimpfungen. Bei Migräne hilft Akupunktur. Wenn Säuglinge Ohrenschmerzen haben, helfen mit Eisenhut dotierte Globuli (wobei die Zwerge noch keine Ahnung vom Placebo-Effekt haben können, allen Homöopathie-Skeptikern zum Trotz). Und das ist alles wunderbar. Phantastisch.

Aber natürlich bleibt immer noch die Ungewissheit bei Menschen mit körperlichen Beschwerden oder Ausfällen, aber ohne Diagnose – oder es bleibt die Angst vor der Operation, die Sorge: werde ich wirklich wieder gesund; bleibt nichts zurück; und wenn etwas schief geht - was dann? Diese Ungewissheit, derartige Sorgen und solche Ängste sind natürlich bei Gott gut aufgehoben – vorausgesetzt natürlich, ich vertraue ihm.

Beten im Krankheitsfall ist also nach wie vor erlaubt, und Ärzte können bestätigen, dass es auch hilft. Dass es sich in vielen Fällen positiv auf den Krankheitsverlauf auswirkt. Und wenn es nur so ist wie im Fall des Paulus: die Krankheit bleibt, aber der Kranke kann besser damit umgehen. Macht sich nicht mehr selber zur Schnecke.

Skeptisch bin ich persönlich, wenn alle paar Jahre aufgrund von einschlägigen Studien in den USA das Gebet als probates Mittel zur Unterstützung von Heilungsprozessen angepriesen wird. Dann sind wir ruckzuck wieder auf der reinen Placebo-Schiene. Da wird Beten auf derselben Ebene einsortiert wie Wegpusten oder „Heile, heile Gänsle" singen. Da fühle ich mich als glaubender Mensch nicht ernst genommen. Und damit wird auch der jüdische und der christliche Glaube, wird religiöse Praxis ganz allgemein abgetan als rein innerweltliche Strategie zur Bearbeitung und/oder zur Lösung von Problemen.

Ich erlebe aber und ich weiß von vielen sehr unterschiedlich gestrickten Menschen: Das Gebet um Heilung von Kranken und für Kranke wirkt tatsächlich. Und zwar wirkt es nicht etwa nur auf den Betenden zurück. Es wirkt weit über das hinaus, was man rein menschlich erwarten kann, und auf zum Teil sehr unterschiedliche Weisen, die sich innerweltlich überhaupt nicht erklären lassen. Allenfalls, wenn man quantenphysikalische Effekte ins Kalkül zieht. Aber diese Effekte sind bis heute nicht wirklich verstanden und erst recht nicht bis ins Letzte erforscht, und da zeigen die Naturalisten unter den Naturwissenschaftlern auch nach rund 100 Jahren immer noch Fluchtreflexe und erlegen sich unnötig Denkverbote auf.

I.4.5. Wunder sind möglich, aber nicht unbedingt nötig

Die christliche Kirche rechnet bis heute fest damit, dass Gott Menschen gesundheitlich wieder herstellen und heilen kann - gerade auch da, wo die Ärzte keinen Rat wissen. Wo es keine Therapie und menschlich betrachtet keine Aussicht auf Genesung gibt. Im Neuen Testament im Jakobusbrief finden sich klare Anweisungen für das Sakrament der Krankensalbung. Und die wird in den meisten christlichen Kirchen auch geübt. Offensichtlich mit Erfolg, offensichtlich wird ein solches Angebot auch nachgefragt.

Das Problem mit Heilungswundern, wenn sie denn stattfinden, ist: sie sind nicht wiederholbar und deshalb aus wissenschafltlicher Sicht nur ganz bedingt interessant. Und oft sind sie auch überhaupt nicht vermittelbar. Ich kenne Menschen, die haben infolge eines Gebets oder im Rahmen eines Segnungsgottesdienstes oder infolge einer Krankensalbung eine spontane, unerklärliche Heilung erlebt. Aber sie können nicht in Worte fassen, was da eigentlich passiert ist. Die behandelnden Ärzte staunen dann, kratzen sich am Kopf - und gehen zur Tagesordnung über. Und das ist auch richtig so. Denn Wunder helfen nur Einzelnen, sind in aller Regel sehr persönliche Ereignisse. Ärzte brauchen aber erprobte, nachweislich wirksame Therapien für Viele.

Trotzdem wäre es unvernünftig, würden wir die Möglichkeit von Wundern kategorisch und von vornherein ausschließen. Wir haben offensichtlich keinen Anspruch darauf, **dass** Wunder passieren, aber wir sollten uns nicht wundern, **wenn** ab und zu welche passieren.

Wenn ein kranker Mensch krank bleibt, wenn kein Wunder passiert, dann kann sich an diesem Menschen immer noch bewahrheiten, was Gott dem Apostel Paulus zugesprochen hat: „Meine Kraft ist in den Schwachen mächtig." Eine Kollegin von mir erfährt das jeden Tag: Sie lebt seit Jahren mit rasenden Schmerzen aufgrund eines beschädigten Gesichtsnervs. Vor ein paar Jahren hat sie ein Buch zum Thema Einsamkeit veröffentlicht, und darin schreibt sie an einer Stelle: „Man muss wohl ein Stück abgestorbenes Leben verlieren können, um das wirkliche Leben zu gewinnen. ... Wir können erleben, dass Gott in den tiefsten Tiefen unserer Einsamkeit sein Zuhause hat." Wenn man hier das Wort Einsamkeit ersetzt durch Krankheit, dann stimmt der Satz immer noch: Wir können erleben, dass Gott in den tiefsten Tiefen unserer Krankheit sein Zuhause hat.

Deshalb ist Kranksein noch lange keine erstrebenswerte Daseinsform, und niemand muss seine Krankheit umarmen, aber auf Heilung und Genesung gibt es nun mal keinen einklagbaren Anspruch. Und schon immer sind Heilungswunder die seltene Ausnahme gewesen und nicht die Regel. Wir sollten also nicht darauf wetten, *dass* sich wundersame Heilungen ereignen, sollten aber auch nicht überrascht sein, *wenn* sie sich ereignen.

I.5. Konsequenzen aus dem christlichen Verständnis vom Menschen und vom Heil

Dem christlichen Menschenbild zufolge ist der Mensch auf jeden Fall mehr als nur eine biologische Maschine. Das wär ja auch schlimm, wenn es anders wäre. Nein, der Mensch - jeder einzelne Mensch - ist von Gott gewollt, von Gott geadelt, von Gott gewürdigt.

Ein Mensch kann auch dann im besten Sinn des Wortes heil sein, wenn er behindert ist. Arm ab. Bein ab. Blind. Taub. Bandscheibenvorfall. Querschnittslähmung. Leprös. Geistig zurückgeblieben. Aber heil. Innerlich pumperlgesund. Ein fröhliches Herz. Ein warmes Herz. Nicht ständig lamentieren und mit dem Leben hadern.

Selbst Menschen, die sich selbst fremd werden durch eine degenerative Hirnerkrankung, wo sich vielleicht auch die Persönlichkeit verändert und abstoßende Züge zum Vorschein kommen: selbst denen dürfen wir nicht den Adel und die gottgegebene Würde absprechen, und selbst bei denen kann noch ein heiler Wesenskern vorhanden sein. Der ist für uns möglicherweise nicht mehr zugänglich – aber für Gott schon. Das kann auch für Angehörige wichtig sein, die selber nicht mehr an einen geliebten Menschen heran kommen.

Mal vom anderen Ende her gedacht: Ein Mensch kann körperlich topfit sein. Leistungsfähig. Arbeitstier. Gut drauf, gute Blutwerte, super Kondition, auch kognitiv auf Zack, schnell von Begriff – und kann doch zutiefst beschädigt und krank sein.

Verletzt, verbogen. Und kann andere verbiegen, verletzen, anstecken.

Jesus hat seine Schülerinnen und Schüler gelehrt, nicht nur auf die Oberfläche zu achten. Vielmehr sollten sie nach innen schauen: Was bewegt einen Menschen? Was begeistert ihn, was macht ihm Sorgen? Für was würde er alles opfern, wovor hat er Angst, wo ist er verletzlich?

Den Blick für die innere Verfassung eines Menschen, den kann man bis zu einem gewissen Grad auch lernen. Das wünsche ich Ihnen und mir, dass wir uns nicht von Äußerlichkeiten blenden lassen, sondern ein Gespür dafür bekommen, wo Menschen heil sind - und wo sie Heil und Heilung brauchen. Über das Offensichtliche hinaus.

Vor einigen Jahren habe ich in der Nähe von Arnstein in einer Gemeinde zum Thema Heil und Heilung referiert. In der anschließenden Gesprächsrunde hat eine Frau gefragt: „Wie werde ich ein heilender Mensch?" – Im weiteren Gespräch habe ich gemerkt und habe das später dann auch bestätigt bekommen: Die Frau war bereits ein solcher Mensch. Sie hatte dieses Charisma, konnte unglaublich gut zuhören, hatte Geduld, konnte sich einfühlen, konnte regelrecht in andere Menschen hineinblicken und mit empfinden und hat anderen damit unglaublich gut getan. Sie war nicht nur ein heiler, sondern ein heilender Mensch.

Ich habe mir damals gesagt: Das ist für mich erstrebenswert, das bewundere ich, grade weil ich mich selbst ganz anders erlebe, ganz gut kenne: Ich bin oft weit davon entfernt, ein heilender Mensch zu sein. Ich kann auch mal zulangen, kann andere verletzen mit unbedachten Worten oder auf andere Weise. Aber so will ich ja nicht bleiben, damit will ich mich nicht abfinden. Ich will da hin, wo die Frau in Arnstein bereits war: Ich will ein heiler, heilender Mensch werden.

Bei allem Wirklichkeitssinn. Bei allem, was ich schon gesagt habe - von wegen: wir werden die Krankheit nicht ausrotten, wir werden niemals eine Welt ohne Behinderung und ohne Krankheit hinbekommen –bei alledem weiß ich auch, und das finde ich ebenso herausfordernd wie ermutigend: Wir müssen uns deshalb noch lange nicht mit Krankheit und Hinfälligkeit und mit den Todesmächten abfinden.

Fatalismus steht zumindest Christen nicht gut an. Und tatsächlich wählen ja auch zahlreiche Christen den Weg in Heilberufe. Christliche Ärzte, Christen in der Pflege, in der medizinischen und pharmazeutischen Forschung. Christen im Gebet um Heil und Heilung. Gemeindevorstände, die das mit der Krankensalbung und dem Gebet des Glaubens wirklich ernst nehmen: das ist ganz wichtig.

Ich sage es mir selbst, und ich sage es Ihnen, sofern Sie sich als Christen verstehen: Wir sollten dem Tod und dem Teufel keinen Triumph gönnen. Sollten nicht kapitulieren. Jedenfalls nicht vor Krankheit und Tod. Nur vor dem, der den Todesmächten und den zu seiner Zeit unheilbaren Krankheiten und Leiden getrotzt hat, nämlich vor Jesus Christus. Er trägt aus gutem Grund im Deutschen den treffenden, unübersetzbaren Titel, den sonst niemand für sich reklamiert: Heiland.

II. Biblische Diagnosen: Ausgebrannt

"Ich kann nicht mehr" - das kenne ich. Burnout. Erschöpfung. Verzweifeln an der Welt und an Gott. Das ist mir nicht fremd. „Ich bin ausgepumpt. Ich brauche eine Pause. Erst seit zwei Wochen wieder im Betrieb, und schon wieder urlaubsreif" - auch das kenne ich. Wer kennt es nicht? Wer ist noch nie fertig gewesen? Fertig mit den Nerven, fertig mit der Welt?

Um gleich einmal etwas klarzustellen: Ich rede hier nicht von klinischer Schwermut. Ich rede nicht von der Gemütskrankheit Depression. Die gibt es auch. Das ist dann in erster Linie ein Fall für Ärzte und Apotheker. Da kann man womöglich mit Medikamenten helfen. Mit Stimmungsaufhellern. Oder mit Psychotherapie. Auf Rezept und ärztliche Anordnung. Aber das ist nicht das Thema.

Es geht auch nicht um den momentanen Weltschmerz. Den kann man oft mit einer Tafel Schokolade aus der Welt schaffen, mit ein bisschen Frustessen.

Es geht schon um einen echten Spannungsabfall. Batterie alle, Reserven erschöpft, ausgepowert, leer. Um die Fälle, die man mit einem Päckchen Dextro Energen auch nicht wieder hinkriegt. Es geht um die Arten von mentaler und innerer Erschöpfung, die mit etwas Pech und genetischer Veranlagung irgendwann mal klinisch werden können. Ein Fall für den Nervenarzt.

Aber normalerweise kann der Doktor hier auch nichts anderes raten als: „Machen Sie mal drei Wochen Urlaub. Wechseln Sie den Job. Sie müssen Abstand zu den Dingen bekommen." Als ob das so leicht wäre. Und es ist dann ja immer noch die Frage, ob es wirklich helfen würde, wenn es denn so einfach zu arrangieren wäre.

Beim Blättern in der Bibel, im großen Buch der Menschenkenntnis, habe ich drei typische Fälle gefunden - mindestens drei, es gibt bestimmt noch mehr; aber drei Fälle, die scheinen mir typisch insofern: die kenne ich auch aus der Gegenwart. Und wenn die Diagnose zu biblischen Zeiten und heute dieselbe ist, dann hilft die Therapie aus biblischen Zeiten vielleicht ja auch heute noch.

II.1. Hiob

„Ich kann nicht mehr." - Kann sein, dass bibelkundige Leute nicht zuerst auf Hiob tippen würden, wenn es um unser Thema geht. Ich nehme ihn auch nur deshalb an erster Stelle, weil er zeitlich gesehen dahin gehört.

Die Hiob-Geschichte ist möglicherweise eine der ältesten Erzählungen der Menschheit überhaupt. Viertausend Jahre alt oder noch älter (auch wenn die Form, in der sie uns vorliegt, wesentlich jünger ist – vielleicht 2.500 Jahre alt). Hiob wird uns als eine Art Beduinenscheich irgendwo im Zweistromland geschildert. Ein geachteter Patriarch. Vater von zehn Kindern - sieben Jungs, drei Mädchen. Ein überaus erfolgreicher Viehzüchter, Herr über riesige Herden, selbst nach modernen Maßstäben: 7000 Schafe, 3000 Kamele, 1000 Rinder, 500 Esel. Ein Multimillionär. Ein echter Glückspilz. Bis dahin.

Ausgerechnet den trifft nun die schwere Keule des Schicksals, und zwar trifft ihn diese Keule mit voller Wucht. Alle Kinder tot, alle Angestellten tot bis auf einen, die Herden zum Teil geraubt, zum Teil einer Naturkatastrophe zum Opfer gefallen. Alles futsch. Alles persönliche Glück, aller Reichtum - auf einen Schlag weg. Und damit es ihm nicht zu wohl wird, bekommt Hiob auch noch die Schuppenflechte oder etwas in der Art. Alles Elend dieser Welt auf einmal. Ist doch verständlich, wenn so einer sagt: Ich kann nicht mehr. Ich bin am Ende. Mach doch bitte einer das Licht aus.

Und nun ist interessant: Hiob hat das gar nicht selber gesagt, sondern seine Frau hat ihm das souffliert. Hat versucht, ihm das einzuflüstern. „Hältst du noch immer fest an deiner Frömmigkeit? Sage Gott ab und stirb!"

Batterie alle aufgrund von Schicksalsschlägen. Alle Lebenslust erloschen aufgrund von äußeren Ereignissen. Das klingt so zwingend. Das erscheint doch nur logisch. Was hält so einen noch am Leben? Der kann sich doch wirklich nur die Kugel geben! Wofür soll der sich noch anstrengen? Was kann einen derart riesigen Verlust wett machen?

Und erst recht kann man verstehen, dass Hiobs Frau so denkt. Sie war schließlich mitbetroffen. Es waren ja auch ihre Kinder. Sie hat ja an dem verflossenen Reichtum auch teilgehabt. Einverstanden, sie war selber nicht sterbenskrank, aber dafür hatte sie jetzt einen pflegebedürftigen Mann zu versorgen. Und doch: So einfach ist die Sache nicht. Man muss die Lage nicht so beurteilen, wie Frau Hiob es getan hat. Es ist leicht, von außen über das Schicksal eines Menschen zu urteilen und zu sagen: Dieses Leben kann doch nicht mehr lebenswert sein. Der oder die hätte doch wirklich allen Grund zu resignieren. Wer will es ihm, wer will es ihr verdenken? Aber zwingend ist das alles nicht.

Von Hiob heißt es: „Hiob ließ sich nicht zu törichten Aussagen gegen Gott hinreißen." Er hat sich zwar bitter bei Gott beklagt und hat die Warum-Frage gestellt: „Warum das grade mir, warum jetzt, warum überhaupt? Gott, habe ich dir irgend einen Anlass gegeben? Dann sag's mir bitte. Wenn es keinen Anlass gab, dann verstehe ich es noch viel weniger." Er hat sich buchstäblich bei Gott ausgekotzt, und Gott hat ihm das nicht übel genommen.

Aber von Energiemangel kann bei Hiob keine Rede sein! Hiob war weit davon entfernt, sein Leben, diesen von außen betrachtet erbärmlichen Rest von Leben wegzuwerfen. Er hat noch nicht mal im Traum daran gedacht. „Haben wir Gutes empfangen von Gott und sollten das Böse nicht auch annehmen?" (2,10); „Der Herr hat's gegeben, der Herr hat's genommen, der Name des Herrn sei gelobt." (1,21). – Das heißt doch: Hiob war offensichtlich NICHT am Ende. Hat sich NICHT abgefunden mit seiner objektiv trostlosen Lage, ist NICHT widerstandslos daran verzweifelt. – Das ist typisch menschlich. Wir kleben am Leben. Wir alle miteinander.

Ich hatte Mitte der 1980er Jahre im Zivildienst regelmäßig eine alte Frau zu besuchen. Sie hatte Krebs. Konnte kaum noch etwas essen. Musste starke Schmerzmittel nehmen. Sie hat regelmäßig geseufzt: „Ach, wenn ich doch sterben könnte." Aber zugleich hat sie sich mit jeder Faser ihres Körpers ans Leben geklammert.

Natürlich hat sie gelitten unter den Schmerzen und unter ihrer Lage. Aber sterben wollte sie deswegen noch lange nicht. Nicht wirklich. Ich musste mich immer wieder mal zwicken und mir sagen: Du hast kein Recht, über dieses Leben zu urteilen. Du hast kein Recht zu sagen: Wäre für alle am besten, wenn es rasch zu Ende geht. – Kein Arzt, kein Angehöriger hat dieses Recht. – Das Beispiel zeigt auch: Selbst wenn ein Mensch über die schlimmen Umstände seines Lebens in Wehklagen ausbricht, kann man das nicht immer brutto für netto nehmen.

Wenn wir jeden momentanen Verzweiflungsausbruch 1:1 nehmen; jedes Mal, wenn einer sagt: „Ich schmeiß hin. Ich mach das nicht mehr mit. Seht doch zu, wie ihr ohne mich klar kommt;" wenn wir dann jedes Mal gleich den Job verteilen und den Schreibtisch. Wenn wir jedes Mal schon ein Grab schaufeln, nur weil einer sagt: „Dieses Leben hat doch keinen Sinn mehr. Was soll das noch?", dann bekommen wir Probleme. Denn Totgesagte leben länger. Auch wenn sie sich vielleicht selber die düstere Prognose gestellt haben.

Hiob war bereits ausgezählt. Seine Frau hatte ihn schon abgeschrieben. Und was macht Hiob? Er hat hinterher gerade noch einmal so lange gelebt wie vorher, hat nochmal einige Kinder gezeugt, vielleicht sogar mit derselben Frau, für die er praktisch schon gestorben gewesen war.

II.2. Elia

Der Prophet Elia war schon zu Lebzeiten ein sehr populärer Mensch. Ein Wundertäter. Hat Feuer vom Himmel fallen lassen, hat Nahrungsmittelvorräte vermehrt, hat einen Toten auferweckt. Und das alles im 9. Jahrhundert v. Chr. im Nordreich Israel zur Zeit der Könige Ahab und Ahasja.

Im Judentum wird Elia bis zum heutigen Tag als eine Art Volksheiliger verehrt. Die „Höhle des Elia" in Haifa in der Westflanke des Karmelgebirges hoch über dem Mittelmeer - diese Höhle ist ein regelrechter Wallfahrtsort. Man pilgert dahin, weil man Elia schon einiges zutraut. Man wendet sich an ihn mit der Bitte um Kindersegen, aber es schleppen sich auch Schwerstkranke dorthin und bitten um Heilung ihrer Krankheiten. Auch da soll er helfen. Nun würde ein Jude nie im Leben einen Toten um Hilfe bitten. Aber bei Elia liegt der Fall anders. Denn Elia ist der biblischen Überlieferung zufolge überhaupt nicht gestorben. Sondern er ist direkt in den Himmel aufgenommen worden, wie später Jesus.

Umso erstaunlicher, dass ein solches Energiebündel wie Elia einmal unter dem Burn-out-Syndrom gelitten haben soll. Aber genau das ist der Fall. Originalton Elia, kann man nachlesen im 1. Buch der Könige, Kapitel 19: „Es ist genug. Ich habe fertig. Lieber Gott, lass mich sterben."

Ausgepowert. Flasche leer. Wie kam es dazu? Nun, noch kurz vorher hat sich Elia mit dem König Ahab angelegt und mit der 450 Mann starken

Priesterschaft des kanaanäischen Götzen Baal. Er hat es ihnen so richtig gezeigt. Zwar mit Gottes Hilfe, aber immerhin. Daraufhin haben ihm der König und vor allem die Königin fürchterliche Rache geschworen. Und Elia hat es mit der Angst zu tun bekommen. Und nun heißt es wörtlich in 1. Könige 19: „Er lief um sein Leben und kam nach Be'ersheva. Dort ließ er seinen Diener zurück und rannte noch eine Tagesreise weit in die Wüste hinein. Dann setzte er sich unter einen Wacholderstrauch und wünschte sich zu sterben und sprach..."

Und dann kommen die bewussten Worte: Es reicht. Ich kann nicht mehr.

Ich habe mal im Atlas nachgemessen. Vom Karmelgebirge bis hinunter nach Be'ersheva am nördlichen Rand der Negev-Wüste, das ist schon Luftlinie eine Strecke von gut 160 Kilometern. Und von dort aus noch eine Tagesreise weit in die Wüste hinein. Sagen wir: nochmal 25 oder 30 Kilometer. Macht zusammen 190 km, und zwar im Laufschritt! Denn der Mann rannte buchstäblich um sein Leben.

Ich weiß nicht, wie's Ihnen geht: Mir reicht allein schon die Vorstellung. Viereinhalbmal die Marathonstrecke! Keine Frage: Der Mann war wirklich erschöpft. War danach körperlich am Ende. Aber irgendwie hat das selbst jetzt noch etwas von Understatement. Alle Aufgaben erledigt, hinterher mal eben 190 km strammer Fußmarsch oder Dauerlauf, und anschließend bricht Elia in Selbstmitleid aus: „Ich kann nicht mehr. Das ist mir alles zu anstrengend."

Diagnose: verschobene Optik, gepaart mit falschem Ehrgeiz. Lieber Elia. Du kannst nicht mehr? Schau doch mal, was du alles gekonnt hast. Was du mit Gottes Hilfe hingekriegt hast. Aber eben mit Gottes Hilfe! Und jetzt hast du Angst, dass sie dir ans Leben wollen? Die Angst wäre vielleicht begründet, wenn du allein wärst. Du hast einen übermenschlichen Auftrag. Dieser Auftrag geht tatsächlich über deine Kräfte. Aber du musst ihn ja gar nicht alleine ausführen. Du hast mich an deiner Seite, sagt Gott, und wenn dir das nicht reicht, dann mach mal die Augen auf: da sind jede Menge andere, die teilen deine Überzeugung. Die stützen sich auf dieselbe Kraft wie du.

Falsche Optik und falscher Ehrgeiz - dagegen kann man zum Glück was tun. Den Knick in der Optik kann man korrigieren lassen durch eine Brille. Im Fall von Elia hat Gott persönlich Sehhilfe geleistet und hat seinem besten Mann klar gemacht: Dein Eifer für mich ist eine feine Sache. Wirklich aller Ehren wert. Aber du musst dich gar nicht so verausgaben. Ich komme, wenn es sein muss, auch ganz anders zum Ziel. Nimm dir Zeit und nicht das Leben. Und lass anderen auch noch was zu tun übrig.

Elia war offensichtlich einer von den Eifrigen und Übereifrigen, bei denen immer ein Motörchen läuft. Die immer das Gefühl haben: Ich bin dem lieben Gott noch was schuldig. Und sich dann wundern, wenn sie außer Puste geraten. Und alle anderen drum herum wundern sich und fragen sich: Worüber jammert er eigentlich? Was hat sie denn?

Alles läuft vorbildlich, voller Einsatz, hundert Punkte. - Wenn das die Lage ist, dann könnte es sein: Da versagt jemand gerade an seinen eigenen Ansprüchen. Und nur daran.

Das ist ein Fall für solidarisches Handeln. Für praktische Nächstenliebe. Da muss man dem Ehrgeizling vielleicht mal den Blick weiten. So wie Gott Elia den Blick geweitet hat. - Das erweist sich nicht immer als einfach. Manche stellen sich taub für gute Argumente. Manche müssen tatsächlich erst eins vor die Glocke kriegen, ehe sie zur Besinnung kommen. Herzinfarkt, Kreislaufkollaps, Nervenzusammenbruch. Hinterher geht's dann wieder besser. Traurig, dass es oft erst soweit kommen muss. Ich will niemandem wünschen, dass es ihm so ergeht.

Hiob war das erste Beispiel. Elia das zweite. Und dann ist da noch eine dritte Variante, diesmal aus dem Neuen Testament.

II.3. Thomas

Im Johannesevangelium ist unter vielem anderem die Rede von einem Jesus-Freak. Einem Fan des Mannes aus Nazareth. Thomas, der Zwilling - unter diesem Namen ist er bekannt.

Thomas hat sein Leben der einen großen Sache verschrieben. Er hat bei Jesus Feuer gefangen und ist drei Jahre lang bei Jesus in die Lehre gegangen. Hat im Gefolge von Jesus Wunderdinge erlebt. War begeistert von dem Programm seines Meisters. Hat freilich auch schon miterlebt, dass nicht alles nach Plan geht. Kannte Gegenwind, Anfeindung, harte Auseinandersetzungen. Drei Jahre lang hat ihn das nicht gestört. Aber jetzt. Jetzt geht es ums Ganze. Jetzt geht es um die Wurst. Und genau in diesem Moment macht Thomas schlapp.

Die Situation: Jesus ist mit seiner Schulklasse, mit seinen zwölf Trainees im Ostjordanland im Wüstencamp. Auf der anderen Seite des Flusses, in Judäa, da warten die Spitzel und Denunzianten der Tempelpolizei. Die würden Jesus zu gerne etwas anhängen. Sie haben Anweisung, ihn bei erster Gelegenheit festzunehmen. Da warten aber auch die sensationsgeilen Massen. Es warten freilich auch Leute auf Jesus, die es wirklich nötig haben. Jesus hat sie einige Wochen oder Monate warten lassen. Und jetzt kommt ein Telegramm aus Bethanien, einem Dorf bei Jerusalem, wo Jesus gute Freunde hat. Von dort kommt jetzt die Nachricht: „Jesus, dein Freund Lazarus ist schwer krank. Es sieht wirklich ernst aus. Komm schnell, wenn du ihn noch lebend antreffen willst." Jesus liest die Meldung und tut erst mal zwei Tage lang – nichts. Er rührt keinen Finger. Und dann sagt er seinen Leuten: „Packt zusammen. Wir brechen auf. Lazarus ist gestorben."

Große Konfusion im Lager. Ja, wenn der Freund doch schon tot ist - was will Jesus dann noch ausrichten? Wenn wir uns gleich, vor zwei Tagen schon, auf die Socken gemacht hätten, das hätte man ja noch verstehen können. Lazarus war ihm wirklich wichtig. Das hätten wir ja noch eingesehen, dass Jesus sich für ihn in Gefahr begibt. Aber jetzt ist es doch vorbei. Wenn Jesus jetzt Richtung Jerusalem zieht - dann ist da nur noch Gefahr. Dann kommt es unvermeidlich zum großen Knall. Das hilft doch niemandem, und dem armen Lazarus schon gar nicht!

An dieser Stelle macht Thomas den Mund auf. Er sagt sonst nicht sehr viel. Aber jetzt sagt er was. Einen rabenschwarzen Spruch:. „Lasst uns mit ihm gehen und mit ihm sterben."

Nach dem Motto: Das war‘s dann wohl. Adieu, du schöne Welt. Wir hatten noch so viel vor. Was hatten wir für Pläne. Was hatten wir für tolle Aussichten. Und jetzt ist alles aus. Wofür sich anstrengen? Wofür kämpfen? Oder wogegen? Hat ja doch keinen Zweck mehr. - Antriebslos. Lustlos. Willenlos. Gelähmt. „Ich kann nicht mehr" bedeutet in dem Fall: „Ich könnte schon noch, aber ich will nicht mehr. Wozu auch?"

Diagnose: Die Vision ist weg. Oder zumindest ist die Vision verdunkelt, für den Moment. Eine Wolke hat sich vor die Sonne geschoben. Die Sonne ist natürlich trotzdem noch da. Die Sonne ist natürlich trotzdem noch die stärkste uns bekannte Kraft im Umkreis der nächsten vier Lichtjahre. Millionen Wolken und Wölkchen werden sich zusammenballen und wieder in Dunst auflösen, buchstäblich, und dann wird die Sonne immer noch da sein. Die Sonne erzeugt ja überhaupt erst die Wolken und den Wasserkreislauf mit ihrer Energie. Das ist ja eigentlich nur ein weiterer Beweis für die ungeheure Kraft der Sonne.

Thomas hat diese Kraftquelle drei Jahre lang genutzt, hat sie angezapft, es hat funktioniert. Und jetzt kommt da eine Wolke und schiebt sich vor die Sonne. Und prompt fällt der Mann in ein tiefes Loch. Nach dem Motto: „Die Sonne erlischt. Sie hat sich verbraucht. Sie wird nie wieder scheinen wie bisher. Wir haben uns verzockt. Wir haben all unsere Hoffnung auf Sonnenenergie gesetzt. Wir sind verloren. Es wird schon noch ein bisschen weitergehen, wir haben ja noch Schwung, wir können passiv ausrollen lassen. Und das war's dann."

In gewisser Hinsicht könnte man sagen: Thomas ist ein guter Verlierer. Er würde das anerkennen, wenn andere die besseren Karten haben. Er will sich auch nicht aus der Verantwortung stehlen - er ist bereit, auch die eigene Niederlage anzuerkennen und die Konsequenzen zu tragen. Das Problem ist bloß: Er hat ja gar nicht erst gewinnen wollen. Drei Jahre Training, auch unter verschärften Bedingungen, da war er dabei. Aber jetzt, wo der wirklich harte Test kommt, wo es auf die große Entscheidung zu läuft, da streckt er vorzeitig die Waffen. „Wir können ja sowieso nicht gewinnen.

Lasst uns wenigstens würdig verlieren." - Und er nimmt schon mal den Gang raus. Legt sich nicht mehr in die Riemen, rudert höchstens noch ein bisschen mit.

Es wäre tragisch, wenn das das Ende der Geschichte wäre. Aber zu unserem Glück ist das nicht das letzte Kapitel und noch nicht einmal das vorletzte.

Der Schwarzseher Thomas. Der Pessimist. Der Zweifler. Den finden wir ein paar Jahre später quicklebendig als Boten des ebenfalls lebendigen Jesus Christus auf Missionsreise. Von den zwölf Studenten im Meisterkurs hat es Thomas buchstäblich am weitesten gebracht. Er hat die Botschaft von Jesus und vom Reich Gottes bis nach Indien getragen. Der Antrieb war offensichtlich wieder da. Die Wolke hat sich verzogen, die Sonne scheint wieder. Und Thomas wird zu einem der feurigsten Verfechter des Evangeliums, der Frohbotschaft, die Jesus ihm und seinen Weggefährten vermittelt hat. Wie das? Woher dieser plötzliche Sinneswandel?

Nun, es hat schon ein bisschen gedauert. Und es hat schon zwei Paukenschläge gebraucht, nicht nur einen.

Der erste Paukenschlag, das war schon ein paar Stunden nach dem finsteren Orakel des Thomas die Totenauferweckung in Bethanien. Da hat Jesus eindrucksvoll Gottes Möglichkeiten demonstriert. Hat den Thomassen dieser Welt, den Skeptikern und Pessimisten gezeigt, wo die Kraftquelle ist. Wo der Strom wirklich herkommt. Nämlich von Gott.

Und der zweite Paukenschlag, der war noch gewaltiger, und das musste er auch sein. Denn zwischen dem ersten und dem zweiten Paukenschlag, da sah es eine Zeitlang wirklich so aus, als sei die Sonne erloschen. Da war Jesus tatsächlich tot. Allen Machtdemonstrationen zum Trotz. Da ist die Vorstellungskraft und die Gefühlswelt des Thomas einem brutalen Rütteltest unterzogen worden. Wenn jemals jemand Grund gehabt hat zu sagen: „Ich kann nicht mehr. Ich will auch nicht mehr. Jetzt ist eh alles gleichgültig" - dann Thomas und seine Gefährten aus dem Jüngerkreis. Aber Gott hat buchstäblich Himmel und Hölle in Bewegung gesetzt, um diesen lähmenden Schwebezustand zu beenden. Diesen unwirklichen Punkt in der Raumzeit zu durchschreiten.

Der auferstandene Jesus hat die erstarrten Jüngerinnen und Jünger wieder in Bewegung gebracht. Hat sie wieder aufgetaut und ihnen Feuer gemacht. Und um Thomas hat er sich extra gekümmert. Der durfte ihn sogar berühren. – Anderen Augenzeugen der Auferstehung hat Jesus ausdrücklich gesagt: rührt mich nicht an. Das ist gefährlich. Hochspannung. – Thomas dagegen - dem hat er erlaubt, ihn zu berühren. Das war natürlich eine symbolische Handlung. Er hat Thomas eingeladen, wieder anzukuppeln an die Kraftquelle.

II.4. *Der Weg zur Energiequelle*

Ich kann nicht mehr. Ich will nicht mehr. Vision weg, Ziel weg. Batterie alle. Sowas kommt durchaus auch heute vor. Menschen verschreiben sich allen möglichen Träumen und Zielen - und kommen damit früher oder später in Schwierigkeiten. Entweder, weil die Träume unerfüllbar sind - oder auch, weil die Ziele nicht anspruchsvoll genug sind. Da lässt der Antrieb dann auch ziemlich schnell nach. Da schwinden die Kräfte. Da verliert man die Lust. Und ist dann auch ratlos: Das soll's gewesen sein?

Jesus Christus hat ein Programm, das fordert einen Menschen auch heute noch vollkommen. Da wird einem nicht langweilig. Damit hat man ein Leben lang zu tun. Es verlangt den Einsatz übermenschlicher Kräfte. Das kriegt keiner und keine von sich aus geregelt. Dafür reicht keine Batterie dieser Welt aus. Das ist aber auch nicht nötig. Denn praktischerweise wird der Netzanschluss mitgeliefert. Und wie man den in Betrieb nimmt, das hat Jesus im Vaterunser erklärt. In diesem universellen Gebet des Herrn geht es gleich an mehreren Stellen um Energie.

„Unser tägliches Brot gib uns heute." Versorge uns mit dem Lebensnotwendigen. Gib uns das, was unser Körper braucht an Brennstoff, an Schutz, an Pflege.

„Vergib uns unsere Schuld, wie auch wir vergeben unseren Schuldigern." Schuld und Schuldgefühle belasten. Bremsen. Ziehen einen Menschen runter. Unversöhnlichkeit blockiert und lähmt. Das kostet Kraft, das blockiert die Energiezufuhr. Deshalb bitten Christen um Vergebung und signalisieren im Vaterunser Vergebungsbereitschaft. Und warum wenden sich Christen damit ausgerechnet an Gott? Das steht in der Schlussformel des Vaterunser:

„Denn dein ist die Kraft." Gott ist die unerschöpfliche Energiequelle. Wer sich an Gott wendet, stellt sozusagen den Kontakt her. Klinkt sich ins Stromnetz Gottes ein. Die Kraft kann fließen. Vielleicht hilft sie einem nicht im Handumdrehen auf die Beine - obwohl, auch das soll's geben. Das habe ich auch schon erlebt. Sofortwirkung.

- Manchmal dauert es ein bisschen länger, bis ein Mensch wieder aufgebaut ist. Und manchmal wirkt die Kraft Gottes auch auf Umwegen. Oder es bleibt nach einem solchen Zusammenbruch ein Handicap zurück, oder man kommt nie wieder so ins Geschäft wie früher – aber man lernt, trotzdem zu leben. Stellt fest: Es geht mühsam, aber es geht. Gott sei Dank.

Wer es probiert, wird auf jeden Fall feststellen: Die Energie reicht, reicht für alle Lebensbereiche, und es bleibt sogar noch was übrig. Soviel, dass ich anderen ausgepumpten und ausgepowerten Menschen Starthilfe geben kann.

Was Gott alles kann, wenn wir nicht mehr können – das ist auf jeden Fall eine Erkundung wert.

III. Biblische Diagnosen: Verstummt

Seit mehr als 35 Jahren gehe ich einem Sprechberuf nach. Von daher habe ich bisher eher wenig Anlass gehabt, mir über Stummheit Gedanken zu machen. Blindheit ja. Taubheit ja. Das kommt einem schon eher mal unter. Aber Stummheit? Eher nicht. ich kann mich jedenfalls nicht erinnern. Ich habe bereits mit Taubstummen zu tun gehabt, mit Mehrfachbehinderten, aber da ist die Stummheit zumeist nur eine tragische Folge der Taubheit, kein Sachverhalt an und für sich.

Die Mediziner haben für Stummheit wie üblich einen Fachbegriff: Mutitas. Das englische Wort für stumm ist *mute*. Und auf einmal fällt mir auf: Als Radiomensch habe ich ja doch mit dem Phänomen Stummheit zu tun. Ständig. Auf dem Umweg über die Technik nämlich. Die Kopfhörerverstärker in den Studios und die Mischpulte in den Tonträgerräumen, die haben alle eine MUTE-Taste. Nur ein Knopfdruck, und der freundliche Kollege, die nette Kollegin bewegt zwar noch die Lippen und gestikuliert, aber es kommt nichts mehr an im Lautsprecher oder im Kopfhörer.

Stumm.

Verstummt.

Mundtot gemacht. Buchstäblich.

Wer stumm ist, kann sich nicht verständlich machen. Oder nicht mehr. Oder will es vielleicht auch gar nicht.

Die Mediziner unterscheiden aus gutem Grund sehr genau zwischen zwei grundverschiedenen

Kategorien von Stummheit. Bei Kategorie Nr. 1 sind entweder die Sprechwerkeuge nicht richtig ausgebildet. Kehlkopf, Stimmbänder, Gaumensegel, Zäpfchen. Oder aber der Stimmapparat hat einen Defekt. Irgend etwas klemmt oder ist gelähmt, es funktioniert jedenfalls nicht so, wie es soll.

Andererseits – Kategorie Nr. 2 – gibt es die so genannte hysterische Stummheit, bei der rein mechanisch betrachtet eigentlich alles funktionieren müsste. Die Maschine ist geölt, der Tank ist voll, aber der Motor springt trotzdem nicht an. Bleibt stumm. Und ich vermute mal: Wenn wir es mit Stummheit zu tun bekommen, dann geht es in den meisten Fällen um diese Art von Stimmlähmung. Da kann der Chirurg gar nichts machen. Diese Art von Stummheit ist eher ein Fall für den Seelendoktor. Für Menschen mit dem Charisma des Tröstens.

Man muss also keinen klinischen Defekt haben. Es gibt viele Gründe, warum Menschen verstummen. Wenn sie einen Weg fänden, sich mitzuteilen, dann würden sie uns vielleicht irgendwie signalisieren: Ich finde keine Worte. Mir fehlen die Worte. Es hat mir die Sprache verschlagen. Ein Trauma. Ein Schicksalsschlag. Ein Schock hat mir die Sprache geraubt. Oder ich habe es mir selbst verboten zu reden.

Ingeborg Bachmann hat 1953 in ihrem Gedichtband „Die gestundete Zeit" einen Psalm veröffentlicht. Darin sagt sie den bedeutungsschweren Satz **„In die Mulde meiner Stummheit leg ein Wort..."** – Das muss irgendwie typisch für Ingeborg Bachmann sein, denn dieser Satz wird in Abhandlungen über die Dichterin so oft zitiert wie kaum ein anderer.

Die Mulde meiner Stummheit.

Ein starkes sprachliches Bild. Ich stell mir dabei auch wirklich eine Mulde vor oder eine Schale, leer. Mulde meiner Stummheit. Da ist Platz für etwas. Für das Ungesagte. Da ist eine Leerstelle. Da fehlt etwas. Aber vielleicht ist dieses Etwas ja auch etwas Unsägliches. Unaussprechliches. In vielen Fällen ist es vielleicht ganz gut, dass die Mulde leer bleibt. Dass manches ungesagt bleibt. Nicht zur Sprache kommt. Oder nicht wieder. Denn es würde den Menschen, der es aussprechen müsste, heillos überfordern. Stummheit, Verstummen ist so gesehen in vielen Fällen vielleicht auch eine Art Selbstschutz. Ich sag lieber gar nichts mehr, bevor ich was Falsches sage. Etwas, das mich (vielleicht auch andere, aber vor allem mich) noch mehr schmerzt.

Eine nachvollziehbare Strategie. Aber die beraubt die Betroffenen letztlich. Schränkt sie ein. Behindert sie. Die Mulde der Stummheit. Stumm.

Und nun möchte ich der neuzeitlichen Formel von der Mulde der Stummheit ein biblisches Weisheitswort entgegen stellen, Sprüche 31,8:

„Tu deinen Mund auf für die Stummen und für die Sache aller, die verlassen sind."

„Tu deinen Mund auf für die Stummen und für die Sache aller, die verlassen sind."

Hier lauert ein Missverständnis. Und dem sollte man, wenn irgend möglich, aus dem Weg gehen.

Dieses Wort ist ja offensichtlich an die Sprachfähigen, Redegewandten gerichtet. Ich unterstelle jetzt mal: an Menschen wie Sie und mich. Und was wir nicht sollen, ausdrücklich nicht: **Wir sollen nicht etwa die Stummen zum Reden bringen.** Das könnte man ja erwarten. Das wäre nicht wirklich überraschend, wenn jemand – Gott? – uns auffordern würde: Kümmert euch, setzt euch geduldig hin, schweigt erst mal selber eine Weile – vielleicht wird's den Stummen irgendwann zu dumm, und sie fangen doch an zu reden. Vielleicht waren sie nur eingeschnappt, oder vielleicht sind sie auch nur etwas langsam und trauen sich nicht, kommen nicht dazwischen – und halten deshalb normalerweise den Mund.

Aber nein: Darum geht es hier nicht. **Wir sollen die Stummen nicht therapieren.** Nicht in erster Linie. Wir sollen nicht sofort anfangen zu grübeln: Wie leisten wir Hilfe zur Selbsthilfe? Das ist nicht vordringlich.

Was sollen wir vielmehr tun? **„Tu deinen Mund auf für die Stummen."** Wir sollen für die Stummen eintreten. Für sie sprechen. Ihre Sache zu unserer Sache machen. Sollen Anwältinnen und Anwälte sein, sollen ihre Interessen verfechten.

Ihre Ansprüche geltend machen. Weil sie es nicht selbst können. Jedenfalls im Moment nicht.

Langfristig sollen sie natürlich schon wieder sprachfähig werden und selbständig, langfristig sollen sie das Selbstvertrauen und das Rückgrat bekommen, dass sie sich selbst behaupten können. Langfristig ist das Ziel, dass sie sich selbst äußern können und dass man ihnen zuhört, sie beachtet. Aber jetzt ist etwas anderes dran.

Jetzt gilt es erst einmal zu verhindern, dass sie weiter über den Tisch gezogen, übervorteilt, ihrer Rechte beraubt werden.

Mir steht eine ehemalige Klassenkameradin vor Augen. Nennen wir sie Nicole. Ich habe sie fröhlich, aufgeweckt, mitteilsam in Erinnerung. Intelligent war sie obendrein. Sie hat recht jung geheiratet, einen Polizisten. Und der hat sie kurz gehalten. Eingeschränkt auf eine viel zu enge Rolle. Mit dem Ergebnis, dass die junge Frau verstummt ist. Es war ein Jammer.

Ich denke an so manchen Verein, an so manche christliche Gemeinde, die ich im Lauf der Jahre kennengelernt habe. Auch da sind Leute verstummt. Ihrer Stimme beraubt worden. Klein gemacht. Ihre Meinung vom Tisch gewischt. Ihre Beiträge waren unerwünscht. Erst haben sie sich den Mund verbrannt. Dann haben sie nichts mehr gesagt. Und irgendwann haben sie sich verkrümelt. Erst sind sie verstummt. Und schließlich sind sie nicht mehr gekommen. Das habe ich in liberalen Gemeinden beobachtet: Da waren dann manchmal die Frommen die Opfer. Das kenne ich aber auch aus extrafrommen Gemeinden. Mancherorts geht es ziemlich lieblos zu, und da verstummen dann Leute. Streiten irgendwann nicht mehr. Schauen sich das wortlos eine Weile an – und suchen sich dann was anderes.

Ich denke an viele Menschen in unserer Gesellschaft, die haben keine Lobby. Haben deshalb auch keine Stimme. Haben schon Hoffnungen, Erwartungen, haben vielleicht auch berechtigte Ansprüche. Aber keiner fragt sie ernsthaft. Keiner will es wirklich wissen. Und wer das merkt, und wer es ein paar Mal vergeblich versucht hat, der oder die lässt es dann eben irgendwann sein. Verstummt.

Kinder sind oft stumm. Finden keine Worte, wenn es zuhause nicht stimmt, wenn es zwischen den Eltern kriselt. Wenn sie in der Schule getrietzt oder gemobbt oder bedroht oder erpresst werden.

Viele Alte, viele Dauerkranke, viele Behinderte sind stumm. Wollen nicht zur Last fallen. Oder haben resigniert. Melden keine Ansprüche an, heben nicht den Finger, sind das Kämpfen leid. Fechten den Bescheid vom Sozialamt nicht an, von der Kranken- oder Rentenkasse, vom Wohnamt, von der Versicherung. Haben zu viele schlechte Erfahrungen gemacht. Sind zu oft gedemütigt worden. Sind deshalb verstummt.

Wir haben in Deutschland eine große Zahl von Menschen, die sind illegal hier. Sind nicht gemeldet, haben keine Krankenversicherung, arbeiten schwarz, sind allein schon deshalb stumm. Mindestens eine halbe Million, die Schätzungen gehen bis zu anderhalb Millionen Illegaler. Längst nicht alles Ausländer. Da sind auch viele Aussteiger, junge Väter, die vor ihren Unterhaltspflichten fliehen,

Junkies, Alkoholabhängige, Wohnsitzlose. Stumm. Für den Staat und seine Behörden sind diese Leute so was von stumm. Wer nicht gemeldet ist, hat nichts zu melden. Jeder amtliche Asylbewerber steht besser da.

Vielleicht gibt's auch in meiner Gemeinde, in meinem Betrieb, in meinem Verein Stumme. Der eine oder die andere tut zwar die geforderte Arbeit, lässt aber nicht raus, was ihm oder ihr wirklich auf dem Herzen liegt. Traut sich nicht. Will die anderen nicht behelligen. Oder ist schon mal damit auf die Nase geflogen. Stumm.

„**Tu deinen Mund auf für die Stummen."** Für solche Stumme. Für Verstummte. Gar nicht so einfach.

III.2. Wer will sich schon unbeliebt machen?

„Tu deinen Mund auf für die Stummen." – Wir Menschen sind so gepolt, dass wir rasch unwillig werden, wenn sich da jemand zu Wort meldet und die Sache der Stummen vertritt. Das geht uns leicht auf die Nerven. Er schon wieder mit seiner sozialen Ader. Sie schon wieder mit ihrem Tick. Können wir nicht weitermachen in der Tagesordnung? Solche Leute sind lästig. Sie haben schnell einen gewissen Ruf weg. Werden als professionelle Gutmenschen geschmäht. Als Berufsprotestanten oder Querulanten. Als lästige Mahner. Es gibt sie auch in meiner Umgebung. Ich muss an Harald W. denken mit seiner Arbeitsloseninitiative. An Martin O. mit seinen Gewissensbissen und Sitzblockaden und flammenden Leserbriefen. An Hanne K. mit ihrem selbstlosen Einsatz für Randständige und an die Verlegenheit, in die sie Gemeindevorstände bringen kann, wenn sie mal wieder mit einem ihrer Projekte, mit einer ihrer Ideen ankommt.

Beim Blick auf das Weisheitswort aus den Sprüchen Salomos kann es einem dämmern: Hoppla, vielleicht sind die damit ja auf dem richtigen Dampfer. Vielleicht haben ja gar nicht die das Problem – vielleicht haben WIR ein Problem, und dass sie uns manchmal gewaltig auf den Wecker gehen, das ist die Problemanzeige. Wenn es ein Dutzend Hanne K.s gäbe in unserer Stadt, wenn wir nicht nur einen, sondern zehn Harald W.s hätten und ein halbes Dutzend Martin O.s – wie sähe es dann bei uns aus, wie wäre es um das Miteinander bestellt, was würde das mit uns machen? Ich muss mich natürlich auch selber fragen: Wenn ich mich öfter mal so aus dem Fenster lehnen würde und für andere die Stimme erheben, was für Schnurren und merkwürdige Eigenarten würden die Leute dann bald an mir entdecken oder mir nachsagen?

„Tu deinen Mund auf für die Stummen und für die Sache aller, die verlassen sind."

Was überhaupt nicht klappt: Man kann diese Aussage nicht einfach vergeistlichen. So, als ob er mit dem wirklichen Leben nichts zu tun hätte. Geistlich an diesem Vers ist: Wir sollen Anwälte der Stummen und Verlassenen sein, weil Gott sich ihre Sache zu eigen macht, weil Gott auf ihrer Seite ist. Das ist die geistliche Komponente. Aber die Anwendung, die ist durch und durch weltlich, ist ganz und gar diesseitig. Gott müssen wir nicht überzeugen. Nur für die Stummen und Verlassenen und Hilflosen beten, das wäre im Grunde Arbeitsverweigerung, das hieße: Wir geben den Auftrag unerledigt zurück.

Den Mund auf tun für die Stummen. Natürlich sollen wir den Schnabel auch zum Lob Gottes aufmachen, aber das steht auf einem anderen Blatt. Und natürlich ist es sachlich richtig, dass Gott die Sache der Verlassenen vertritt. Dass er sich ihrer annimmt. Aber ich verstehe dieses Weisheitswort so, dass Gott die praktische Arbeit gerne delegiert. Und ich finde es ziemlich beschämend, wenn er sie an irgendwelche idealistische Heiden und Freidenker delegieren muss, weil die Christenheit allzu intensiv mit sich selbst beschäftigt ist.

Es ist ja schön, dass Organisationen wie Amnesty International oder Human Rights Watch ihren Mund für die Stummen aufmachen. Es ist großartig, dass Terre des Hommes und das Deutsche Rote

Kreuz und die Ärzte ohne Grenzen sich die „Sache der Verlassenen" zu eigen machen. Aber es wäre noch schöner, wenn Christen die treibende Kraft in solchen Organisation bildeten. Was heißt wenn: Es ist schön, DASS viele Christen sich bereitwillig in solchen Organisationen engagieren. Denn seinen Leuten, seinen Kindern hat es Gott ausdrücklich aufgetragen.

Seit dem frühen 17. Jahrhundert singt die evangelische Christenheit das Lied „O Jesu Christe, wahres Licht" von Johannes Heerman. Und darin gibt's die schöne Zeile: „Den Tauben öffne das Gehör, die Stummen richtig reden lehr." Aber da geht es nicht um die Stummen und Verlassenen aus den Sprüchen Salomos. Sondern da geht es vielmehr um das bekannte Phänomen „Sprachlähmung in öffentlichen Bekenntnissituationen". Die Tauben und die Stummen in dieser Liedzeile, das sind die Gläubigen mit Tarnkappe, die Gebotsresistenten, die öffentlich Unsichtbaren und Unhörbaren. Zu denen möchte ich eigentlich nicht gehören.

„Tu deinen Mund auf für die Stummen und für die Sache aller, die verlassen sind."

Für mich selber und für die Menschen, die mit mir auf dem Weg der Nachfolge sind, wünsche ich, dass wir in unserer Umgebung dieses Anwaltsmandat annehmen und wahrnehmen. Wenn wir das Unsere tun, dann können wir auch sicher sein, dass Gott das Seine tut. Nämlich Stumme wieder zum Sprechen bringen. Ein befreiendes, heilendes Wort in die Mulde ihrer Stummheit legen.

IV. Biblische Diagnosen: Abgestempelt

Ziemlich am Anfang des Markusevangeliums, bereits im ersten Kapitel (Markus 1,40 - 45), findet sich der Bericht von der Heilung eines Aussätzigen durch Jesus, den Zimmermannssohn aus Nazareth . Dieser Heilungsbericht hat nicht nur einen springenden Punkt, sondern gleich drei, und von jedem dieser drei Punkte führt eine Brücke zu uns in die Gegenwart.

Was ist passiert? Wann und wo ist es passiert? Jesus ist erst seit kurzem als Wanderprediger in Galiläa unterwegs. Also in der weiteren Umgebung seiner Heimat, im Umkreis von 30, 40 Kilometern um den See Genezareth. Er hat ein paar Leute um sich geschart, er hat inzwischen schon viele Kranke geheilt und Dämonen ausgetrieben. Das hat sich natürlich herumgesprochen.

Nun kommt ein Aussätziger zu ihm, wirft sich vor ihm auf die Knie und sagt: **„Wenn du willst, kannst du machen, daß ich rein werde."**

Jesus rührt ihn an und sagt: „Ich will es. Sei rein." Im selben Augenblick ist der Aussatz weg.

Wir wissen nicht, wie sehr dieser Mann entstellt war. Wie stark er von der Krankheit bereits gezeichnet war. Das spielte in der Antike auch überhaupt keine Rolle. Ein pfenniggroßer Leprafleck, eine verborgene typische Hautveränderung irgendwo am Körper, eine nässende, verschorfte Stelle irgendwo am Kopf, das hat schon gereicht für das vernichtende Urteil: Aussätzig. Hat den Betroffenen oder die Betroffene abgestempelt, hat ihn oder sie ausgeschlossen aus der Gemeinschaft. Sogar die eigenen Angehörigen sind auf Abstand gegangen – zum einen aus Angst vor Ansteckung, zum andern aber und vor allem, weil die häusliche Gemeinschaft mit dem oder der Kranken sie selbst rituell unrein gemacht hätte.

Die Kranken mussten sich selbst kenntlich machen, mussten zerrissene Kleider und die Haare offen tragen und, sofern sie Männer waren, den Bart bedecken. Sie mussten außerhalb der normalen Siedlungen leben, und wenn sie doch mal unter gesunde Menschen kamen, mussten sie die Umgebung warnen durch Rufe oder in späteren Jahrhunderten durch Glöckchen oder durch hölzerne Klappern. Das war auf eine gewisse Art genauso wirksam, wie es heute das Isolieren von hochansteckenden Kranken auf einer Quarantäne-Station ist. Nur billiger. Denn hier haben die Kranken für ihre Isolation selber sorgen müssen.

Lepra wird durch ein Bakterium verursacht und ist im Grunde eine Nervenkrankheit. Dort, wo die Haut Lepraflecken ausbildet, sind die Nervenzellen abgestorben, das Gewebe ist taub und schmerzunempfindlich. Deshalb kann man mit dieser Krankheit sehr alt werden, und wenn man stirbt, dann zumeist nicht an der Lepra selbst, sondern an Infektionen, die man sich durch Hautverletzungen zugezogen hat. Und zwar ohne dass man es selbst gemerkt hätte.

Das heißt: Solange diese Krankheit nicht behandelt werden konnte, war die Diagnose Aussatz oder Lepra gleichbedeutend mit lebenslanger Isolation. Ein möglicherweise langes Leben außerhalb der menschlichen Gemeinschaft.

Können wir uns vorstellen, was das heißt: Vom Aussatz befreit sein? Wieder rein? Wieder eingegliedert in die Gemeinschaft? Wieder teilnehmen können am öffentlichen Leben, wieder in den Gottesdienst gehen, ins Kino, auf die Kirmes, wieder die Lieben in den Arm nehmen können und in den Arm genommen werden?

Vermutlich ahnen wir nur, was diese Aussicht für einen Aussätzigen, eine Aussätzige bedeutet hat. Aber diese Ahnung reicht, um zu begreifen: Das eigentliche Wunder in dieser Heilungsgeschichte ist nicht auf der medizinischen Ebene passiert.

Es geht nicht um den Sieg über den Leprabazillus. Es geht um den Sieg über die Einsamkeit der Kranken, Sieg über die Hartherzigkeit, über die Abscheu, über das Desinteresse der Mitmenschen. Es geht um die Befreiung aus der Isolationsfolter. Da ist ein Mensch wieder vorzeigbar geworden. Er kann sich wieder blicken lassen. Er darf sich wieder unter die Leute trauen. Keiner hat mehr das Recht, mit dem Finger auf ihn zu deuten. Keiner darf ihn mehr wegscheuchen, keiner hat mehr Grund, ihm einen Fluch hinterherzuschicken oder sich vor ihm zu fürchten. – An dieser Stelle ist der erste Brückenkopf zu uns, in die Gegenwart.

IV.1. Eine unerhörte Handlung

Erst seit 1873 ist der Krankheitserreger der Lepra bekannt. Erst seit den 1940er Jahren gibt es wirksame Antibiotika. Erst seit den frühen 1980er Jahren gilt die Krankheit als heilbar. Und wenn Aussatz hier in Europa in den letzten Jahrzehnten keine ernsthafte Bedrohung mehr war, dann nur deshalb, weil seit dem 19. Jahrhundert die Tuberkulose die meisten Leprakranken dahingerafft hat, bevor sie andere anstecken konnten. Trotzdem: Aussatz als Krankheitsbild ist hier und heute kein Thema mehr.

Aber Aussatz als Gesellschaftsphänomen, das gibt es sehr wohl noch. Wir müssen uns nur mal überlegen: Wer sind die Parias unserer Tage? Die Unberührbaren? Bei was für Leuten senkt man hier im Dorf, hier im Stadtviertel den Blick, zu welchen Leuten hält man Sicherheitsabstand, bei was für Typen wechselt man lieber die Straßenseite, man weiß ja nie? Und wie gehen wir, wie gehe ich selbst mit solchen Leuten um?

Jesus hat den Aussätzigen angerührt. Er hat seine Hand ausgestreckt und hat ihn in voller Absicht angefasst. „Ich will es, sei rein". Jesus hat den Abstand von sich aus überbrückt. Hat es nicht nur zugelassen, dass der Kranke ihm auf die Pelle rückt, sondern er hat den Körperkontakt selber hergestellt, ganz bewusst.

Das ist das Unerhörte an dieser Begebenheit, das ist die Anmaßung. Die Berührung. Wie in Michelangelos berühmtem Deckengemälde in der sixtinischen Kapelle. Gott, der Schöpfer, streckt seine Hand aus, und seine Fingerkuppen berühren die Fingerkuppen von Adam. Das ist ein heiliger Moment. Da macht Gott gemeinsame Sache mit dem Menschen. Da ist die Kluft überbrückt, der große, der himmelweite Unterschied aufgehoben.

Wir sind nicht Jesus, aber sofern wir uns Christen nennen, sind wir in seiner Schule. Wo und wie begegnen wir den Aussätzigen unserer Tage? Wo befreien wir Menschen aus ihrer Isolation? Wo überwinden wir unsere Scheu, unsere Vorurteile, vielleicht auch unseren Widerwillen? Wo reichen wir einem Unberührbaren die Hand oder einer Unberührbaren, laden sie oder ihn ein in unsere Runde, in unsere Häuser, in unsere Kreise? Wo praktizieren wir das, was Jesus uns vorgemacht hat: Heilende Berührung?

IV.2. *Eine unanfechtbare Vollmacht*

Jesus hält sich streng an die Regeln bei dieser Gelegenheit. Jesus verletzt keine Grenze. Jesus kollidiert nicht mit dem jüdischen Religionsgesetz, er bewegt sich auf vollkommen sicherem Boden. Die Heilung eines Aussätzigen ist im jüdischen Religionsgesetz nicht vorgesehen, das ist dort kein Thema – also ist es auch nicht verboten. Es ist ganz spannend nachzulesen im 3. Buch Mose Kapitel 13 und 14, was dort über Aussatz und den Umgang mit Aussätzigen steht. Im schlimmsten Fall könnte man sagen: Jesus hat einen Aussätzigen berührt, also ist er bis zum Sonnenuntergang unrein, und sicherheitshalber sollte er die nächsten sieben Tage nicht mit anderen Leuten das Essbesteck und die Zahnbürste teilen. Aber das macht ja sowieso niemand.

Jesus hält sich auch insofern strikt an das jüdische Religionsgesetz, als er den Geheilten direkt zum Gesundheitsamt schickt. Das war damals identisch mit dem Pfarrhaus. Der Priester war gleichzeitig der amtliche Beschauer. Er konnte und musste den Aussatz feststellen oder aber, selten genug, einen genesenen Kranken für rein erklären.

Der Geheilte selbst, dem wäre das vermutlich egal gewesen. Er hat Jesus zugetraut, dass der ihn rein machen kann, vom Aussatz befreien. Was kein Priester konnte. Der Priester konnte nur die Bescheinigung ausstellen. Aber Jesus sagt ausdrücklich: Geh den offiziellen Weg. Du hast mir zurecht vertraut, ich habe dich rein gemacht. Aber jetzt geh hin und lass es dir amtlich bestätigen. Klammer auf: Es wird was kosten, wie immer, wenn man es mit Behörden zu tun hat. In diesem Fall kostet es ein zumindest symbolisches Opfer. Klammer zu.

Damit zeigt Jesus: Er kommt der Forderung des jüdischen Religionsgesetzes nach. Er will keine Extrawurst. Er handelt im Einklang mit den Regeln. Er stellt sich nicht über die Regeln.

Bestimmten Leuten geht das am meisten auf die Nerven. Das treibt sie fast in den Wahnsinn. Jesus ist unanfechtbar in seiner Autorität. Nicht zu packen. Jesus liefert niemandem so leicht einen Vorwand, ihn in die Pfanne zu hauen.

Der christliche Glaube ist kein Hokuspokus. Keine Geheimlehre mit irgendwelchem Mystifax im Hinterzimmer. Der Reiz des christlichen Glaubens liegt nicht darin, dass er den jüdischen Glauben entwertet oder in Frage stellt. Der Reiz und zugleich das Ärgernis liegt darin: Jesus Christus erfüllt das Gesetz. Nach Buchstaben und Sinn. Und wie er das macht, das macht deutlich, wie das Gesetz eigentlich schon immer gemeint war.

Manche Leute empfinden so etwas natürlich als Affront. Alle Leute bis dahin sind schier verzweifelt an den Forderungen des jüdischen Religionsgesetzes. Selbst die frömmsten Juden sind sich immer dessen bewusst, dass sie der Heiligkeit Gottes, seiner Reinheit, seiner Güte in keiner Weise entsprechen. „Ihr sollt heilig sein, denn ich bin heilig" – sie leben mit diesem Anspruch, und sie leiden an diesem Anspruch. Und sie sehen: es geht allen anderen auch so. Gott ist maßlos in seinen Ansprüchen an die Frommen, wenn diese Ansprüche auch abgemildert und aufgewogen werden durch seine Güte. Die ist genauso maßlos. Aber das ändert nichts an dem nagenden Gefühl: Wir können es Gott ja doch nie völlig recht machen. Und daraus erwächst dann bei manchen der nächste Gedanke: Wenn schon wir es nicht schaffen, dann kann und soll es eigentlich auch kein anderer können.

Jesus durchkreuzt diese Rechnung. Jesus schafft es. Jesus hat damals im Einklang mit Gottes Willen gelebt, und das scheinbar ohne größere Anstrengung. Alle anderen sagen: Das geht nicht, das brauchst du gar nicht erst probieren. Jesus beweist: Es geht sehr wohl.

Das ist so ähnlich wie mit den Horst Deichmanns dieser Welt. Fromme Unternehmer, tüchtige, ehrliche Leute, die hart arbeiten und nicht ständig über die Standortbedingungen und über die Staatsquote meckern und die damit gut fahren. Sie zahlen ihre Steuern, sie rechnen sich nicht künstlich arm; sie verdienen trotzdem gut. So gut, dass sie noch großzügig spenden können und Stiftungen einrichten und andere unterstützen. Da sagen viele Leute auch: Das gibts doch gar nicht. Das kann doch nicht sein. Da ist doch irgendein Trick dahinter. Da muss was faul sein. Und deswegen sind die Horst Deichmanns dieser Welt auch ständig unter Beobachtung. Sie müssen immer wieder nachweisen, dass alles mit rechten Dingen zugeht. Sie sind regelmäßig im Scheinwerferlicht.

Anständigkeit als Ärgernis. Das war bei Jesus nicht anders, und das ist die zweite Brücke von dieser Heilungsgeschichte in die Gegenwart. Was Christen tun und lassen, das soll moralisch und selbst bürokratisch unanfechtbar sein. Niemand soll mir als Christ nachsagen können, dass ich mich ständig über Regeln hinwegsetze. Dass ich mich für etwas Besseres halte. Dass die Gesetze für mich nicht gelten. Jesus hat allergrößten Wert darauf gelegt, dass er als ehrbarer Bürger mit gutem Leumund lebt. Er hat seine Steuern bezahlt und hat es nicht auf Streit mit der römischen Besatzungsmacht ankommen lassen. Jesus war ein frommer Jude, den man jedenfalls nicht wegen mangelnder Bekenntnistreue aufs Kreuz legen konnte. Er ist seinen religiösen Pflichten nachgekommen; er hat sich als Jugendlicher gewissermaßen konfirmieren lassen, hat sich regelmäßig im Synagogengottesdienst blicken lassen, mehr noch: er hat dort mitgearbeitet.

Nach allem, was wir wissen, war Jesus freundlich, friedlich, verbindlich und korrekt, und wenn er zwischendrin mal spektakuläre Zeichenhandlungen vorgenommen hat, dann hat er sich auch da nie über das Gesetz gestellt, sondern stand Rede und Antwort und war bereit, die Verantwortung für sein Handeln zu übernehmen. Auch davon können wir uns eine Scheibe abschneiden.

In den neutestamentlichen Briefen mahnen die Apostel und die Lehrer der ersten christlichen Gemeinden immer wieder: Lebt anständig; achtet auf euren Ruf; gebt den Spöttern und den gehässigen Naturen unter euren Zeitgenossen keine Steilvorlage. Lebt untadelig. Und aus der Apostelgeschichte wissen wir: die Mitglieder der ersten Gemeinde waren allgemein angesehen und beliebt; man hat sie respektiert. Was nicht heißt, dass sie nicht auch

Feinde gehabt hätten. Man kann es nie allen Menschen recht machen. Irgendjemand findet bestimmt einen Grund, sich über mich aufzuregen. Und sei es wegen Kleinigkeiten oder Geschmacksfragen. Aber wie heißt es beim Apostel Paulus: „Soweit es an euch liegt, habt mit allen Menschen Frieden" (Römer 12,18).

Wir leben in einer Welt, in der Täuschen und Tricksen und Schummeln normal ist. Und was Anstand und Moral angeht, da braucht man nur den Fernseher anmachen oder am Zeitungskiosk vorbei gehen. Der Verfall der guten Sitten ist offensichtlich. Das alles zusammen erzeugt einen Sog, einen Strudel, in den können auch die frömmsten und gutmütigsten und ehrlichsten Menschen leicht hinein geraten. Wenn sie nicht gegenhalten. Das Gegenteil von Böses tun ist nicht Nichtstun. Sondern Gutes tun. Und was die Moral angeht: wir sollten uns auf nichts einlassen, was die Gesellschaft nur duldet. Wo die Gesellschaft ein Auge zudrückt oder zwei, weil es ja alle machen. Jesus war kein notorischer Grenzverletzer. Also können es seine Anhängerinnen und anhänger auch nicht sein.

Natürlich können und sollen Christen ihren Standpunkt selbstbewusst vertreten in der Öffentlichkeit. Aber immer auf dem Boden von Recht und Gesetz. Und wo Christen aufbegehren müssen gegen Fehlentwicklungen, wo mich mein Gewissen zum Einspruch zwingt und vielleicht sogar zum Widerstand gegen staatliche Willkür oder gegen Unrecht, da muss ich auch bereit sein, die Konsequenzen zu tragen. Genau wie Jesus bereit war, für sein Handeln die Verantwortung zu übernehmen.

Unmittelbar, nachdem Jesus den Aussätzigen geheilt hat, sagt er ihm: „**Erzähl niemand davon...**" (Markus 1,

Das ist das erste, aber beileibe nicht das letzte Mal, dass Jesus Menschen zum Stillschweigen vergattert. Die Theologen sprechen in diesem Zusammenhang vom „Messiasgeheimnis." Allein fünf mal findet sich so etwas oder so etwas Ähnliches im Markusevangelium. Jesus beweist seine göttliche Macht, er heilt, er bringt einen Dämon zum Schweigen, er holt ein totes Kind ins Leben zurück, er gibt einem Blinden das Augenlicht wieder, er tut lauter Dinge, die kann eigentlich nur einer bringen, das passt nur in ein Schema, und das ist den Juden in der damaligen Zeit allen bestens vertraut, dieses Schema: Es passt auf den Messias, den von Gott versprochenen Retter. Da muss es eigentlich sofort klingeln. Und bei vielen Menschen klingelt es tatsächlich. Sie begreifen, es dämmert ihnen: sie sind Zeugen großer Ereignisse. Sie sehen, wie Gottes Reich Gestalt annimmt. Der Messias ist da.

Deswegen ist es auch so rätselhaft, dass Jesus ihnen den Mund verbieten will. Warum sollen sie darüber nicht sprechen? Warum soll man etwas für sich behalten, was sowieso schon die Runde macht? Warum soll man schweigen über ein Geheimnis, das keines ist?

Der Geheilte in unserem Fall, der schafft es jedenfalls nicht zu schweigen, und wir können es ihm nicht verdenken. „Er erzählte bei jeder Gelegenheit, was geschehen war; er verbreitete die ganze Geschichte, sodass sich Jesus in keiner Stadt mehr zeigen konnte; er hielt sich nur noch außerhalb der Städte an einsamen Orten auf. Dennoch kamen die Leute von überallher zu ihm" (Mk. 1,45).

War Jesus naiv? Hat er wirklich angenommen, dass der Geheilte den Mund halten kann? Spätestens wenn er zum Priester kommt und sich untersuchen lässt, wird er doch erklären müssen, was mit ihm passiert ist. Spätestens in einer Woche, wenn das vorgeschriebene Reinigungsritual abschlossen ist, kann er nach Hause zu seinen Angehörigen, und die werden ihn natürlich ausquetschen; und spätestens dann wird es die Runde machen: Jesus hat ihn geheilt.

Jesus ist der Messias, Jesus ist mit göttlicher Vollmacht ausgestattet. In Jesus wird die ganze Fülle der Gottheit sichtbar – so hat es Paulus zwanzig Jahre später ausgedrückt (Kolosser 2,9) – und das lässt sich nicht verheimlichen.

Was Jesus seinen Jüngern in der Bergpredigt beigebracht hat, das gilt natürlich auch für ihn selbst: „Eine Stadt, die auf einem Berg liegt, kann nicht verborgen bleiben. Eine brennende Kerze auf einem Leuchter sieht man im Finstern meilenweit. Deshalb lasst euer Licht leuchten vor den Menschen" (Matthäus 5,14-16).

Soweit wir das heute rekonstruieren können, hat Jesus ganz pragmatisch gedacht. Er wusste: Wenn er erst einmal mit seinem öffentlichen Wirken beginnt, dann erregt das Neugier. Dann macht das schnell die Runde. Aber er wollte nicht vor der Zeit den Zusammenstoß mit den jüdischen Religionsbehörden in Jerusalem provozieren. Deshalb hat er anfangs auch nur in Galiläa gewirkt - weit weg von der Hauptstadt.

Aber ab einem gewissen Zeitpunkt hat es ihn nicht mehr gekümmert, dass die Leute ganz offen über ihn gesprochen haben. Ab einem gewissen Zeitpunkt wussten so viele Bescheid, war so vielen klar, dass er der Messias ist - da kam es dann auch nicht mehr darauf an. Das war der Zeitpunkt, an dem Jesus seine Schüler jeweils zu zweien losgeschickt hat, damit sie ihrerseits lehren und heilen. Keine Geheimniskrämerei mehr. Offen und mutig auftreten.

Von dort reicht die dritte Brücke in unsere Zeit.

Niemand würde heutzutage auf den Gedanken kommen, den Maulkorb für den Geheilten auf sich zu beziehen. Nach dem Motto „Jesus hat damals dem Mann gesagt: 'Erzähl niemand davon', und daran halte ich mich und halte die Klappe." Das wäre eine komplette Fehldeutung dieses Bibelabschnitts. Wie leben in der Zeit, nachdem Jesus sich öffentlich zu seinem göttlichen Auftrag bekannt hat. Zu seiner Messianität. Jesus ist der Gesandte Gottes, der von alters her versprochene Retter.

Jesus ist die einzige Hoffnung für die Menschheit, zumal für uns Menschen aus den heidnischen Völkern. Ohne Jesus würde es für uns zappenduster aussehen. Mit Jesus haben wir eine begründete Hoffnung. Wir müssen das nicht für uns behalten, im Gegenteil; wir gehören gestraft, WENN wir es für uns behalten. Das göttliche Geheimnis ist ein offenes Geheimnis. Und damit ist es überhaupt kein Geheimnis mehr, sondern es ist gute Nachricht, es gehört verbreitet, weitererzählt, geteilt.

Es wäre egoistisch, wenn die Christinnen und Christen unserer Tage dieses Gute für sich alleine haben wollten. Und es würde sich auch gar nicht vertragen mit dem tadellosen, einwandfreien Lebenswandel, den Jesus seinen Anhängerinnen und Anähgern vorgelebt hat. Deshalb hat der Apostel Petrus geschrieben: „Seid jederzeit bereit, Rechenschaft abzulegen über den Grund eurer Hoffnung" (1. Petrus 3,15). Christinnen und Christen stehen unter Beobachtung. Also auch ich. Die Menschen werden mich beobachten, manche werden auch direkt fragen, und dann sollen sie es an meinem Lebenswandel und an meinen Antworten ablesen können, wer und was mich beseelt, wer und was mich antreibt. Nämlich das Vertrauen zu Jesus. Zu dem, der die Isolation der Aussätzigen und Unberührbaren und Abgestempelten aufbricht und sie berührt. Zu dem, der selbst ein tadelloses Leben geführt und niemandem einen Anlass zur Beschwerde geliefert hat. Zu dem, der Sie und mich eingeladen hat, von ihm zu lernen und es ihm nachzumachen.

V. *Passion, Leidenssehnsucht, Leidensbereitschaft*

In der Vergangenheit ist auch und gerade im Christentum das Leiden oft regelrecht verklärt worden. Bis in die Gesangbücher hinein hat sich das ausgewirkt. Menschen sind geehrt und geachtet worden auch und gerade wegen ihres Leidens. Das bringt mitunter die Gesunden in Verlegenheit. Die Erfolgreichen; die Menschen, die eigentlich keinen Grund zum Klagen haben. Kaum zu glauben angesichts der zahlreichen gesellschaftlichen Brandherde, aber vielen Menschen geht es gut. Unverändert gut. Immer noch gut. Auch vielen Christen. Viele haben nur das eine Problem, dass sie eben keine größeren Probleme haben. Und manche zerbrechen sich deshalb den Kopf, stellen sich Fragen wie diese:

Muss man eigentlich leiden wollen? Fehlt mir etwas, wenn mein Leben ohne erkennbare Leidensmomente ist? Muss man Leidende nicht nur bedauern, sondern auch noch beneiden? Ist Leiden erstrebenswert?

In der christlichen Literatur der vergangenen Jahrhunderte ist mehr als einmal die Losung „Ohne Kreuz keine Krone" ausgegeben worden. Eine äußerst unbequeme Vorstellung: Leiden müssen um des Glaubens willen. Man denke an die Seligpreisung Jesu: **„Selig seid ihr, wenn euch die Menschen um meinetwillen schmähen und verfolgen und allerlei Übles gegen euch reden...**

- Seid fröhlich und getrost, es wird euch im Himmel reichlich belohnt werden" (Matth. 5,11f). An anderer Stelle sagt Jesus zu seinen Anhängern: **„Ihr werdet gehasst werden von jedermann um meines Namens willen... - Der Jünger steht nicht über dem Meister, und der Knecht nicht über seinem Herrn."** Solche Worte wirken bedrohlich und lösen merkwürdige Empfindungen aus.

Nicht viel anders steht es mit den Briefen des Apostels Paulus, auch dort finden sich Aussagen wie diese: **„Die Leiden dieser Zeit fallen nicht ins Gewicht gegenüber der Herrlichkeit, die an uns offenbart werden soll"** (Römer 8,18). Aus der Apostelgeschichte ist bekannt, was das für Leiden waren im konkreten Fall des Paulus: Aus der einen Stadt hat man ihn verjagt, in der anderen hat man ihn gesteinigt, in der dritten inhaftiert und gefoltert. Anderen Christen der ersten und zweiten Generation ist es nicht viel besser ergangen. Im 1. Petrusbrief ist zu lesen: **„Freut euch, dass ihr mit Christus leidet..."** (1. Petr. 4,13). Wenn man schon leiden muss – wie kann man dafür auch noch Freude aufbringen? Ist das nicht eine Zumutung?

Kein vernünftiger Mensch wird sich ohne Not irgendeiner Form von Leiden aussetzen. Deshalb sind auch die Gefühle der frömmsten Christen gegenüber Glaubenszeugen und Märtyrern in alter und neuer Zeit oft gemischt: Sollen wir sie bewundern? Sollen wir sie beneiden? Sollen wir sie bedauern? Darf man froh und dankbar sein, wenn einem ein solches Schicksal erspart bleibt? Oder muss man nicht vielmehr Gewissensbisse verspüren?

Um die Antwort vorwegzunehmen: Bitte reden Sie sich keine Schuldgefühle ein, wenn Sie NICHT verfolgt werden, wenn Sie NICHT für Ihr christliches Bekenntnis oder für Ihre Überzeugungen an den Pranger gestellt werden, wenn Sie NICHT krank sind, wenn Ihre Familie intakt ist und Sie NICHT in einer Sinnkrise stecken. Wenn es Ihnen also gut geht. Danken Sie Gott! Loben Sie ihn von ganzem Herzen. Jeder Tag, den Sie im Vollbesitz ihrer körperlichen und geistigen Kräfte sind, ist ein Festtag. Denken Sie daran, wie hinfällig und verletzlich menschliches Leben ist. Jeder Tag, an dem Sie Bewegungs-, Gedanken- und Glaubensfreiheit genießen, ist ein Geschenk. Denken Sie daran, wie rasch sich menschliche Sicherheiten verflüchtigen und wie schnell der Wind sich drehen kann. Wenn Gott uns Freiräume eröffnet, dann doch nicht dazu, dass wir sie verschmähen!

V.1. *Irrweg Leidensverherrlichung, Holzweg Leidenssehnsucht*

Leidensverherrlichung ist ein Irrweg. Leidenssehnsucht ist ein Holzweg. Leidenssehnsucht ist genauso töricht wie Hochmut. Und doch hat es Leidenssehnsucht in der Geschichte der Christenheit immer wieder gegeben, genauso wie Christen regelmäßig der Versuchung erlegen sind, menschliches Leiden zu verklären und zu verherrlichen.

In den ersten Jahrhunderten der christlichen Gemeinde galt den sogenannten „Überwindern" und „Blutzeugen" höchste Achtung und Bewunderung. Den Christen also, die für ihren Glauben gefoltert und hingerichtet wurden. Der Johannesoffenbarung zufolge hat Gott diesen Märtyrern die „Krone des Lebens" verheißen (Jak. 1,12; Off. 2,10). Von solchen Bekennern hat Jesus gesagt: **„Wer mich bekennt vor den Menschen, den will auch ich bekennen vor meinem Vater im Himmel"** (Matthäus 10,32). Ist es da nicht verständlich, dass sich manche Christen regelrecht nach dem Martyrium gesehnt haben? Wenn eine solche Belohnung winkte? Ist es nicht verständlich, dass sie das Leiden und den Tod um Christi willen als Zeichen besonderer Würdigung betrachtet haben?

Über einen Zeitraum von vielen Jahrzehnten war Standhaftigkeit auch in den härtesten Leiden und Prüfungen gefragt. In den zahlreichen „Märtyrerakten" aus dieser Zeit sind die Leiden der Märtyrer bis in die Einzelheiten beschrieben. So können wir zumindest davon ausgehen, dass die

Christen damals ein ausgeprägtes Leidensbewusstsein hatten. Wer immer sich auf diesen Glauben eingelassen hat, der wusste, was ihn schlimmstenfalls erwartete. Das spricht für die Überzeugungskraft, die von der bedrängten Gemeinde ausging. Wir können es diesen Vorvätern und -Müttern im Glauben noch nicht einmal übelnehmen, dass sie das Leiden ihrer Hirten und Mitgläubigen verklärt und mythisch überhöht haben.

Im späten Mittelalter, Jahrhunderte nach der Missionierung und Christianisierung der europäischen Völkerschaften, da sind körperliche und seelische Leiden stärker ins Bewusstsein gerückt. So heißt es etwa im „Buch besonderer Gnade" der Mechthild von Hackeborn, einer christlichen Mystikerin, die im 13. Jahrhundert im Kloster Helfta bei Eisleben wirkte: **„Nach dem Maß der Tröstungen und Freuden mehrt Gott in der ihn liebenden Seele auch die Schmerzen und Krankheiten."** Wir würden den Satz heute vermutlich gerade anders herum formulieren: Je mehr Schmerzen und Leiden ein Mensch erduldet, umso näher ist ihm Gott. Wobei man auch hier erst noch überprüfen müsste, ob das denn immer so pauschal stimmt.

Noch ein Beispiel: Elsbeth Stagel, Ordensfrau im Kloster Töss bei Zürich, schrieb in der Tösser Chronik im 14. Jahrhundert: **„Das größte Lob, das man einem guten Menschen hier in dieser Zeit geben mag, das ist, wenn man von ihm sprechen kann: er sei ein leidender Mensch."** Die Logik des späten Mittelalters war eigentlich ganz einfach: je mehr ein Christ leidet, umso ähnlicher ist er seinem Herrn Jesus Christus. Und das wollen Christen doch sein! Christen wollen doch umgestaltet werden in das Bild Christi. - Das wollen Gläubige heute im Prinzip auch, das würde ich unterschreiben. Aber will ich es auch um den Preis des Leidens? So gefragt, würde wohl kaum einer fröhlich ja sagen – ich auch nicht.

Im Grunde geht es hier aber gar nicht um die Frage nach dem Leiden. Im Grunde geht es um meine Hingabe an Gott. Habe ich mich Gott bedingungslos anvertraut - oder habe ich ein paar Klauseln eingebaut? Darf Gott alles mit mir machen, nur ins Leiden führen - das darf er nicht? Wobei ja gar nicht ausgemacht ist, dass Gott überhaupt jemals diesen Preis von mir fordert.

Viele Christen bleiben ihr Leben lang verschont vor schwerem körperlichem Leiden, ganz zu schweigen von Feindschaft und Verfolgung. Zu ihrem und zu unserem Glück. Wir dürfen deshalb doch nicht in Zweifel ziehen, dass sie ernsthaft Jesus nachfolgen wollen. Wenn wir Leiden als Ausweis besonderer Frömmigkeit betrachten - das hat noch nie funktioniert. Das führt zwangsläufig zu Fehlurteilen.

Bei Menschen, die ein besonders frommes oder heiliges Leben führten, hat die Kirche und die Öffentlichkeit in vergangenen Zeiten immer auch nach den sogenannten Stigmata gesucht. Stigmata - das heißt wörtlich übersetzt Wundmale, Narben. Gemeint sind die Wundmale, die Jesus auf seinem Weg zum Kreuz und am Kreuz erhalten hat - der blutiggeschlagene Rücken, die von Dornen zerstochene Kopfhaut, die Nägelmale an Händen und

Füßen, die wunden Knie, die von den Stürzen auf dem Kreuzweg nach Golgatha herrühren sollten, und die offene Seitenwunde. Und tatsächlich ist in der Geschichte der Christenheit immer wieder von einzelnen Glaubenszeugen berichtet worden, von Männern und Frauen, die zum Teil jahre- und jahrzehntelang an einem oder mehreren dieser Stigmata gelitten haben. Auffälligerweise haben diese Menschen selbst nie viel Aufhebens davon gemacht; im Gegenteil; sie haben diesen merkwürdigen Aspekt ihres Leidens zumeist verborgen. Dem einfachen Kirchenvolk war das viel wichtiger. Die Wundmale des Herrn - das waren doch endlich mal handgreifliche Beweise für die Heiligkeit eines Menschen!

Aber es stellte sich schon damals die Frage, und die stellt sich auch heute noch: Hat der Apostel Paulus das wirklich und buchstäblich und im Wortsinn so gemeint, als er sagte: **„Wir tragen allezeit das Sterben Jesu an unserem Leib"** (2. Kor. 4,10)? Oder tut man dem Bibelwort damit nicht doch Gewalt an und übersieht die zweite Hälfte des Satzes: **„... damit auch das Leben Jesu an unserem Leib offenbar werde"**? Gibt nicht dieser zweite Halbsatz die Zielrichtung vor? Was sind die wahren Merkmale der Erlösung; wonach sollen die Menschen suchen? Sollen sie an Christen das Leiden und Sterben Jesu erkennen - oder sollen sie, soll ich ihnen nicht vielmehr ein Leben mit dem auferstandenen Jesus Christus nahebringen? Mit dem Herrn, der die Mächte und Gewalten in die Knie gezwungen hat. Mit dem Herrn, der den Tod überwunden hat.

V.2. Wehleidigkeit ist keine christliche Tugend

Wenn Leiden nicht automatisch der Ausweis für Nachfolgerinnen und Nachfolger Jesu ist, dann haben die Christen, habe auch ich eigentlich allen Grund zum Aufatmen. Ich muss keine Nabelschau betreiben nach dem Motto: Wenn ich nur lange genug nachdenke, werde ich schon etwas finden, was mich zwickt und plagt. Es muss doch auch in meinem Leben irgendwo Momente von Verfolgung und Leiden geben! Ich möchte zwar eigentlich nicht leiden - aber die Verheißungen für Leidende und für Überwinder, die möchte ich schon gerne für mich in Anspruch nehmen. Die Krone des Lebens würde mir bestimmt auch gut stehen. - So verständlich solche Überlegungen sind, so fatal sind sie auch. Das Problem ist nämlich: Mangels echter Anfechtungen und Bedrängnisse droht vielen Christen hier und heute die Gefahr, dass sie dünnhäutig werden - und wehleidig.

Viele Christen erleben keinerlei Reibung, kein bisschen Widerstand, hören keine Gegenargumente, werden nicht zur Rede gestellt, müssen sich nicht verteidigen. Wie oft kommen meine Überzeugungen und Wertvorstellungen wirklich auf den Prüfstand? Wie oft muss ich mich wirklich vor meinen Mitmenschen für das verantworten, was ich glaube und für richtig halte? Mir fallen schon eine Handvoll Situationen in den vergangenen Jahrzehnten ein, aber da hat es sich nie um Schmähung und Verfolgung in dem bitteren und brutalen Sinn gehandelt, wie es die ersten Christen erfahren haben – und wie es viele Gläubige heute in vielen Regionen der Welt erleben. In vielen Fällen war es eher der rauhe Wind des Lebens, der jedem Menschen, ob Christ oder nicht, um die Haare weht und manchmal auch direkt ins Gesicht.

Tatsächlich haben die allermeisten Menschen gelernt: Kritik kann man wegstecken oder sogar in Energie und verstärkten Ehrgeiz ummünzen. Über dümmlichen oder kindischen Spott kann man hinweggehen. Allen Leuten kann man es sowieso nicht recht machen; und es wäre auch ein bisschen blauäugig zu erwarten, dass man mit jedem Menschen gleich gut auskommt. Nirgendwo steht geschrieben, dass Christen nicht auch ein bisschen Hornhaut und ein dickes Fell vertragen können. Wehleidigkeit gehört jedenfalls nicht zu den christlichen Tugenden. Gelassenheit und Ausdauer schon.

V.3. *Fragen ist erlaubt; prompte Antworten zu verlangen ist vermessen*

Viele Menschen haben selbst Schweres durchgemacht; und es gibt namenloses und unvorstellbares Leiden, von dem ich nicht die geringste Ahnung habe. Wenn Sie betroffen sind: Ihnen muss ich nichts von Leiden und Leidenssehnsucht erzählen. Sie würden mir bestätigen, dass am Leiden nichts Herrliches und nichts Erstrebenswertes ist. Sie würden mir sicher auch bestätigen, dass Leiden nicht automatisch dem Glauben auf die Sprünge hilft oder die Beziehung zu Gott vertieft. Das kann im Endeffekt so sein. Es kann aber auch das Gegenteil passieren.

Im Leiden wird der Glaube massiv auf die Probe gestellt. Leiden hat nicht immer einen erkennbaren Sinn. Wenn es einen höheren Sinn hat, dann kann es sein, dass er uns verborgen ist, dass wir uns noch so sehr die Köpfe zermartern können und dennoch keine Erklärung bekommen: warum musste das passieren? Warum trifft es gerade diesen Menschen? Warum trifft es mich? Damit haben viele Menschen ein Problem.

Leiden ist wohl nur in den seltensten Fällen eine Frage der Gerechtigkeit. „Was hat er wohl angestellt; womit hat er sich dieses Schicksal verdient" - diese Frage hilft keinen Zentimeter weiter, und sie hilft auch nicht, wenn wir sie an uns selbst richten: „Womit hab ich das verdient?" Im Gegenteil: Diese Art von Fragen führt möglicherweise zum Aufbegehren gegen Gott und zum Zweifel an seiner Gerechtigkeit und Macht.

Wenn Menschen leiden, wenn Menschen ihres Lebens nicht mehr sicher sind, wenn sie beraubt, bedroht, bedrängt werden; wenn Familien auseinander gerissen werden, wenn ein Kind Hungers stirbt - das ist niemals gerecht. Das lässt sich schon gar nicht unserem Wissen vom Wesen Gottes zuordnen. Mit unserem menschlichen Verstand kommen wir hier nicht weiter.

Wir wissen aus dem Gesamtzeugnis der Bibel: Gott verlangt keine Menschenopfer. Gott ist kein Sadist. Er hat keinen Spaß am Leiden seiner Geschöpfe. Gott verlangt erst recht nicht, dass wir uns selbst geißeln, dass wir uns selbst das Leben schwer machen, dass wir uns unsere Kreuze selbst zimmern.

Warum es das Leiden dann trotzdem gibt, warum Gott nicht von jetzt auf gleich dem Leid ein Ende setzt, warum er es so kompliziert macht und wir erst den jüngsten Tag abwarten müssen, bis der Tod und mit ihm das Leid aus der Welt verschwinden wird - solche Fragen gehen über unseren Horizont. Wir können sie stellen, aber wir dürfen keine Antworten erwarten. Die Fragen sind erlaubt, aber die Antworten sind und bleiben uns möglicherweise verschlossen. Wir können nur das eine sicher wissen: dass es in der neuen Welt Gottes für Leiden keinen Platz geben wird. Diese Gewissheit muss uns genügen.

V.4. *Warum hat Jesus das Leiden auf sich genommen?*

Alljährlich in der Passionszeit – und nicht nur dann – bedenken Christen das Leiden und Sterben Jesu. Und ich bin fest davon überzeugt, dass wir von Jesus eine Menge lernen können - auch und gerade über den Umgang mit Leid und über das rechte Verständnis von Leid. Warum wohl hat Jesus das Leiden auf sich genommen? Warum hat er den Leidensweg eingeschlagen? – Wer in den Evangelien blättert, wird entdecken, dass Jesus das Leiden nicht geliebt hat. Im Gegenteil, das Leiden und die Leiden der Menschen in seiner Umgebung, das war ihm unerträglich. Jesus hat Leiden gelindert und hat Leidende geheilt und hat den Kampf gegen die Mächte aufgenommen, die Leid und Trauer verursachen.

Jesus hat sich auch nicht deshalb auf die lange Reise nach Jerusalem gemacht, weil er leiden wollte. Jesus hat sich „aus freiem Willen dem Leiden unterworfen", so heißt es in einer Abendmahlsliturgie - aber doch nicht um des Leidens willen. Bis zuletzt hat Jesus zu seinem himmlischen Vater gefleht, dass der Kelch an ihm vorübergehen möge; dass ihm das Leiden erspart bleiben möge.

Es ist ganz offensichtlich: Leidenssehnsucht war es jedenfalls nicht, die Jesus in die Auseinandersetzung mit seinen Gegnern getrieben und schließlich ans Kreuz gebracht hat. Wenn nicht das - was war es dann?

Es war **leidenschaftliche Liebe**. Es war der leidenschaftliche Wunsch, den Menschen Heil und Frieden zu verschaffen und die Werke des Teufels zu zerstören. Aus leidenschaftlicher Liebe zu der verlorenen Menschheit ist Jesus den Kreuzweg gegangen. Passion bedeutet eben nicht nur Leiden. Passion heißt auch Leidenschaft, leidenschaftliche Hingabe. Leiden um des Leidens willen - darauf hätte sich Jesus wohl genauso wenig eingelassen wie jeder andere vernünftig denkende Mensch.

Jesus hat das Leiden in Kauf genommen, das allerdings schon. Und warum? Warum konnte er es überhaupt ertragen? Warum hat er sich darauf eingelassen? Weil er ein Ziel hatte, das jeden Einsatz wert war. Auch den Einsatz des eigenen Lebens. Leidenschaftliche Liebe zu Gott und zu den Menschen macht leidensfähig..

Nach solcher leidenschaftlicher Liebe darf man sich guten Gewissens sehnen. Diese Liebe können Christen von Gott erbitten, daran ist nichts schräg oder komisch. Nach dem Leiden dagegen muss sich niemand sehnen.

Leidenschaftliche Liebe zu Gott und zu unseren Mitmenschen ist das Gegenteil von Wehleidigkeit. Leidensbereit sollen Jüngerinnen und Jünger Jesu sein, in der Tat. Aber letztlich heißt leidensbereit sein: Lebensbereit sein. Bereit, aus Gottes Hand zu leben, an seiner Hand durchs Leben zu gehen, egal wohin, in manchen Abschnitten vielleicht zitternd und zögernd, manchmal vielleicht widerstrebend, aber im Vertrauen.

VI. Biblische Therapie: Fasten und Feiern

Fasten und Feiern – erst im Doppelpack wird ein Schuh daraus. Das ist nicht nur meine private Meinung, da bin ich in guter Gesellschaft. Theresa von Avila, eine Zeitgenossin Martin Luthers, hat mal gesagt: **„Wenn Fasten, dann Fasten; wenn Rebhuhn, dann Rebhuhn."**

Das ist genau das Thema. Fasten und Feiern. Das Rebhuhn stand zu Beginn der Neuzeit für Wohlstand, für den vollen Tisch, für die festliche Tafel. Fasten steht fürs grobe Gegenteil. Für Verzicht, freiwillig oder erzwungen. Für Entsagung. Für ernste Mienen und kritische Selbstbesinnung. – Die spannende Frage ist: Was hat das eine und das andere mit dem christlichen Glauben zu tun?

Offensichtlich hat beides seinen Platz in der Praxis des christlichen Glaubens. Aber es wird sich auch zeigen: Fasten und Feiern sind nicht gleichwertig. Das muss sich nicht die Balance halten, da kann man nicht einfach sagen: Fifty –Fifty.

Jesus hat zweifellos selber gefastet, aber nicht pausenlos und schon gar nicht öffentlichkeitswirksam. In der Bergpredigt sagt Jesus ausdrücklich:

„Wenn ihr fastet, sollt ihr nicht sauer dreinsehen wie die Heuchler; denn sie verstellen ihr Gesicht, um sich vor den Leuten zu zeigen mit ihrem Fasten. Wahrlich, ich sage euch: Sie haben ihren Lohn schon gehabt.

Wenn du aber fastest, so salbe dein Haupt und wasche dein Gesicht, damit du dich nicht

vor den Leuten zeigst mit deinem Fasten, sondern vor deinem Vater, der im Verborgenen ist; und dein Vater, der in das Verborgene sieht, wird dir's vergelten" (Matthäus 6,16-18).

An diesen Sätzen wird etwas ganz Wichtiges deutlich über das Fasten im jüdischen und christlichen Zusammenhang: Da geht es nämlich nicht um Gewichtskontrolle, da geht es nicht um Gesundheit, da geht es nicht um Körperbewusstsein. Die Top drei des modischen Fastens, das die Krankenkasse empfiehlt. Sondern Fasten im jüdischen und christliche Kontext ist eine ganz persönliche, intime Sache zwischen Gott und mir. Fasten in diesem Sinn heißt: Ich sammle mich. Ich will mich ganz auf Gott konzentrieren. Ich stelle meine körperlichen Bedürfnisse für eine Weile zurück. Ich trete kürzer, damit ich mehr Kapazität für Gott habe. Mehr Aufmerksamkeit, mehr Zeit für ihn. Ich verspreche mir natürlich schon etwas davon: Dass Gott sich in dieser Zeit bemerkbar macht. Dass ich ihn jedenfalls nicht überhöre. Denn vielleicht spricht er ja ständig zu mir, nur dass ich gewöhnlich zu beschäftigt bin, zu leicht abgelenkt. Deshalb faste ich.

Aber das ist nicht der Normalzustand. Die 40 Tage Fastenzeit, die Jesus einsam in der Wüste verbracht hat, das war die Ausnahme, nicht die Regel. Was war die Regel: Jesus und seine Jünger haben nicht gefastet. Denn Jesus war kein Asket.

Jesus und seine Jünger haben normalerweise nur wenig gefastet. Erstaunlich wenig im Unterschied zu den Pharisäern, im Unterschied auch zu Johannes dem Täufer und dessen Anhängern. Von denen ist bekannt: Die haben gefastet wie die Weltmeister. Regelmäßig und so öffentlich, dass das eins ihrer starken Merkmale war. Umso stärker fällt es auf, dass Jesus und seine Jünger ausdrücklich nicht fasten. Im Gegenteil, sie genehmigen sich selbst dann etwas, wenn sich alle anderen freiwillig zurück halten. Am Sabbat zum Beispiel, dem jüdischen Feiertag. Das kann man zum Beispiel in Markus 2,23 entdecken, wo es von Jesus heißt:

Es begab sich, dass er am Sabbat durch ein Kornfeld ging, und seine Jünger fingen an, während sie gingen, Ähren auszuraufen.

Das gehört sich eigentlich nicht. Die Jünger haben es trotzdem gemacht. Und Jesus hat es ihnen ausdrücklich erlaubt und hat sie gegen kritische Einwände verteidigt.

Nein, Jesus war kein Asket. Hat keinen Lebensstil wie ein Fakir gepflegt. Jesus hat gern und gut gegessen, hat sich das Wasser am Brunnen schmecken lassen, aber genauso den Wein auf einer Hochzeit oder bei einem Gastmahl zu seinen Ehren. Im Kreis seiner Anhänger waren einige wohlhabende Frauen, von denen hat er sich buchstäblich aushalten lassen. Es war ihm nicht peinlich, sich bedienen zu lassen. Und auch seine zwölf Schüler haben nicht nur von Knäckebrot gelebt. Wir wissen, dass bei Jesus und seinen Leuten zumindest regelmäßig Fisch auf den Tisch gekommen ist. In seinen Gleichnissen spricht er von Mastkälbern, und zum Passahfest gab es Lamm. Und wenn jemand fragt, ob Jesus auch was für Nachspeisen übrig hatte: Ja, auch dafür gibt's in den Evangelien Hinweise. Zum Beispiel mochte Jesus Feigen.

Ein kleiner Gedankenausflug sei mir an dieser Stelle gestattet zu Rudolf Steiner (1861-1925), dem Gründer und Künder der Anthroposophie. Der Mann hat sich Ende des 19., Anfang des 20. Jahrhunderts seine ganz eigene Weltanschauung zurecht gesammelt und gezimmert, eine Art Patchwork-Religion, und darin war er seiner Zeit weit voraus, denn das machen heute viele Menschen genau so, wie er schon vor 120 Jahren. Und das geht so: Eine Prise exakte Naturwissenschaft, ein Löffelchen von Goethes Spekulationen über das Wesen der Dinge, ein großer Schluck aus der Pulle des Spiritismus und der Hellseherei, ein Schuss fernöstliche Philosophie, ein paar Begriffe aus der Evolutionslehre, ein wenig Naturreligion, ein Griff tief in das Reservoir gnostischer Geheimlehren der letzten zweitausend Jahre. Auch ein Krümelchen Christentum darf nicht fehlen. Das alles neu kombiniert und zum Teil originell umgedeutet – fertig ist die Laube.

Mit Jesus, dem Freund des Lebens, der an Hochzeiten teilnimmt und für den üppige Festmähler das beste Gleichnis für das Reich Gottes sind, mit diesem Jesus hat Rudolf Steiner dagegen nicht so viel am Hut gehabt. Der Weg zur Erleuchtung und zur Vergeistigung geht bei Steiner und seinen Anhängern über Askese. Entsagung. Verzicht.

Naturnahe Lebensweise. Vegetarische Ernährung. Geringschätzung der Sexualität – Steiner selbst war zweimal verheiratet und hatte eine große Zahl gläubiger Verehrerinnen, aber Kinder hat er keine gezeugt. Ob er überhaupt ehelichen Verkehr gepflegt hat, ist ungewiss. Auch seine Lehre ist seltsam unkörperlich, trotz der sinnlichen Elemente, trotz seiner Hochschätzung für Musik, Tanz, Farbe, Theater. Der Mann hat sich gern als eine ätherische Persönlichkeit gesehen, als ein Mensch, der sich so gut mit den Geistwesen in und um uns steht, dass er selber immer vergeistigter wird. Eigentlich ein Wunder, dass er nicht angefangen hat zu schweben. Eine seltsame Ironie liegt darin, dass Rudolf Steiner mit 64 Jahren an Magenkrebs gestorben ist. Und das, obwohl er doch so gesund gelebt hat!

Der Gründer der Anthroposophie hat auch heute noch viele Anhänger, viele Prominente in unserer Gesellschaft sind direkt oder indirekt von Rudolf Steiner und seinen Gedanken beeinflusst. Erstaunlich bei einem Konzept, das von seinen Anhängern so viel Selbstentsagung verlangt und so viel anstrengende Selbstkontrolle. Fasten und körperliche Entbehrungen sind bei den Rudolf Steiners dieser Welt Mittel, um höhere geistige Weihen zu erlangen. Um überhaupt erst mal zur Erkenntnis, zum Licht, zu Gott durchzudringen.

Bei Jesus ist das ganz anders: Jesus empfiehlt uns kein kümmerliches, entsagungsvolles Dasein. Jesus hat seine Anhänger nicht zum Knausern und noch nicht einmal ausdrücklich zum Maßhalten verdonnert. Er hat ihnen den Spaß am Leben nicht verleidet, sofern es ein unschuldiger, kindlicher Spaß war. Das musste er auch gar nicht, denn das Leben ist ja ohnehin eine Achterbahn, da vergeht einem der Spaß von ganz alleine. Kaum ein Menschenleben bleibt davon verschont. Da kommen Zwangslagen und dürre Zeiten, wo die Kasse knapp ist und der Brotkasten leer. Oder Phasen der Krankheit, oder Phasen der Einsamkeit, innerlich oder äußerlich – die schlagen so auf den Appetit, da braucht man nicht auch noch eine Fastenordnung. Auch deshalb hat Jesus so scharf über die Schriftgelehrten geurteilt:

„Wehe euch! Denn ihr beladet die Menschen mit unerträglichen Lasten und ihr selbst rührt sie nicht mit einem Finger an" (Luk. 11,46).

Nichts braucht unsere Welt weniger als einen religiösen Pflichtenkatalog. Darauf können wir wirklich verzichten. Die Frage ist, wie wir dann zu einer Ethik des Maßhaltens kommen.

VI.2. *Verzicht und Entsagung auf evangelisch*

Wie gesagt: Jesus war kein Asket. Jesus wäre von seinen Kritikern nicht als Fresser und Weinsäufer beschimpft geworden, wenn er nur von Brunnenwasser und trocken Brot gelebt hätte. Aber Jesus war natürlich auch kein Lebemann. Keiner, der es sich gut gehen lässt, egal was um ihn herum passiert.

Das Maßhalten und die Selbstbescheidung und der Verzicht, das kommt bei Jesus sozusagen über die Bande. Das ist das notwendige Beiboot von Liebe und Barmherzigkeit.

Wenn ich meinen Nächsten liebe wie mich selbst, dann muss ich ihm natürlich auch so viel gönnen wie mir selbst. Dann kann ich nicht so tun, als wäre ich allein auf der Welt. Dann werde ich so etwas wie Solidarität lernen. Und die kann sich zum Beispiel auch über den Geldbeutel buchstabieren. Starke Schultern können mehr tragen und sollten es dann auch tun.

Und Barmherzigkeit üben – auch das wird mich etwas kosten. Zeit, Einsatz, auch wieder Geld. Engagement für Leute, die sich nicht selbst helfen können. Die in einer Zwangslage sind. Die Zeit, die Kraft, die Mittel, die ich dafür aufwende – das wird mir am anderen Ende schon abgehen, da wird etwas fehlen. Aber als schmerzlichen Verzicht werde ich das vielleicht noch nicht mal empfinden.

Die Arbeit an mir selbst, dass ich mich freiwillig meinem Herrn unterordne, dass ich auf ihn höre, ihn frage, mich von ihm führen und wo nötig korrigieren lasse, aber eben nicht aus irgendeinem Pflichtgefühl heraus, sondern aus der Liebe zu meinem Herrn – das kostet mich natürlich auch etwas. Da muss ich auch auf etwas verzichten. Da gebe ich nämlich etwas von meiner Selbstbestimmung auf, von den Freiheitsgraden, die ich in der modernen Gesellschaft genieße. Aber auch das ist ein Verzicht, der sich lohnt.

Jesus hat bei verschiedenen Gelegenheiten aus dem Buch des Propheten Jesaja zitiert, das war eine der prominentesten Schriften der Hebräischen Bibel, davon gab es in jeder Synagoge eine Abschrift. Die konnte er als bekannt voraussetzen.

Im Buch des Propheten Jesaja gibt es eine Fastenordnung, die entspricht genau dem, was auch Jesus vertreten hat (Jesaja 58,5-8):

„Soll das ein Fasten sein, an dem ich Gefallen habe, ein Tag, an dem man sich kasteit, wenn ein Mensch seinen Kopf hängen lässt wie Schilf und in Sack und Asche sich bettet? ...

Das aber ist ein Fasten, an dem ich Gefallen habe: Lass los, die du mit Unrecht gebunden hast, lass ledig, auf die du das Joch gelegt hast! Gib frei, die du bedrückst, reiß jedes Joch weg!

Brich dem Hungrigen dein Brot, und die im Elend ohne Obdach sind, führe ins Haus! Wenn du einen nackt siehst, so kleide ihn, und entzieh dich nicht deinem Fleisch und Blut!

Dann wird dein Licht hervorbrechen wie die Morgenröte, und deine Heilung wird schnell voranschreiten, und deine Gerechtigkeit wird vor dir hergehen, und die Herrlichkeit des HERRN wird deinen Zug beschließen."

Das ist die einzige Sorte Fasten, auf die Gott ganz offensichtlich Wert legt. Und genau die Sorte Fasten hat Jesus seinen Schülern und Anhängern nahe gebracht. „Sieben Wochen ohne" und ähnliche Aktionen mögen vielleicht der Seelenhygiene dienen und sind eine nützliche Disziplinübung, das ist vielleicht im Wortsinn „lohnender Verzicht", aber heilsnotwendig ist dieser Verzicht, ist diese Art von Fasten nicht. Und für das gottgefällige Fasten, wie es bei Jesaja beschrieben ist, dafür brauche ich garantiert mehr als sieben Wochen. Das ist eine Frage der Lebenseinstellung, und die hält dann hoffentlich auch ein Leben lang.

Auf die Frage „Warum fasten du und deine Jünger nicht?" hat Jesus seinerzeit geantwortet:

„Wie können die Hochzeitsgäste fasten, während der Bräutigam bei ihnen ist? Solange der Bräutigam bei ihnen ist, können sie nicht fasten. Es wird aber die Zeit kommen, dass der Bräutigam von ihnen genommen wird; dann werden sie fasten" (Markus 2,19ff).

Für die Frager damals war das natürlich eine rätselhafte Antwort. Ich weiß nicht, was für einen Reim die sich darauf gemacht haben. Aber das kann uns eigentlich gleich sein. Viel wichtiger ist: Welchen Reim machen wir uns heute darauf?

Die Hochzeitsgäste in diesen Sätzen von Jesus sind ja offensichtlich seine Jüngerinnen und Jünger. Das bezieht sich auf die Zwölf damals, und das bezieht sich auf die Jüngerinnen und Jünger aller Zeiten seither. Der Bräutigam ist Jesus. Und nun hängt ganz viel davon ab, ob der Bräutigam bei ihnen ist oder nicht.

VI.3. *In Gegenwart des Bräutigams*

Welches war der Tag, an dem der Bräutigam von den Hochzeitsgästen genommen wurde? Dafür kommen eigentlich nur zwei Tage in der Weltgeschichte in Frage:

- Karfreitag, als Jesus zum Entsetzen seiner Jünger auf dem Richtplatz vor den Toren Jerusalems hingerichtet worden ist. Das wäre die eine Möglichkeit. Oder aber

- Himmelfahrt. Als Jesus, der auferstandene Herr, vor den Augen seiner Jünger entschwunden ist in den Wolken.

Und nun könnte man sagen: Ok. Seit Himmelfahrt ist er definitiv weg. Aber das passt natürlich nicht. Denn unmittelbar vor der Himmelfahrt hat Jesus seinen Jüngern gesagt: **„Ich bin bei euch alle Tage bis ans Ende der Welt"** (Matthäus 28,20). Und die Verbindung zu seinen Leuten hält er durch den Heiligen Geist.

Jesus hatte ein Lieblingsbild für das Reich Gottes, und das war ausgerechnet ein üppiges Festmahl, eine Hochzeit, bei der sich Tisch und Bänke biegen. Und dieses Reich Gottes hat er bereits damals ausgerufen. Das ist schon da. Das hat schon angefangen. Das Fest läuft bereits. Und der Bräutigam ist auch da.

Die Zeit der großen Depression, in der die Jünger nicht wussten, wie's weiter geht. In der ein toter Jesus in der Grabhöhle lag. Da war der Bräutigam von ihnen genommen. Da war ihnen garantiert nicht nach Essen zumute. Da haben sie vermutlich gefastet, ohne bewusst zu überlegen, dass sie es tun.

Aber seit Ostern gibt es keinen Grund mehr, in Sack und Asche zu gehen und zu fasten. Seit Ostern ist Feiern angesagt. Und Feiern heißt: Überfluss, verschwenderische Fülle, nicht geizen mit Schönheit und Anmut. Reich geschmückte Kirchen. Üppig ausgestattete Altäre, bunt bemalte Decken, leuchtende Glasmalereien. Der Ornat der Geistlichen. Der Weihrauch und die vielen Kerzen und das Blattgold und die Pfeifenorgel im Dom mit ihren 49 Registern – das hat alles nichts mit Fasten zu tun, aber sehr viel mit Rebhuhn.

Christinnen und Christen sagen ja auch: Wir feiern Gottesdienst. Und nicht: Wir quälen uns eine Stunde lang, weil es eben sein muss. Was gibt es zu feiern: Wir feiern den Bräutigam. Wir feiern die Gemeinschaft untereinander und mit ihm. Wir feiern mit den himmlischen Heerscharen über uns und mit der Wolke der Heiligen um uns. Wir feiern, dass Gott uns an seine Festtafel geladen hat. Er traut uns zu, dass wir in dieser Welt seine Vorstellungen von richtigem Fasten vertreten und in die Praxis umsetzen.

Was ist das Ziel: Dass der Festsaal voll wird. Dass noch viel mehr Menschen mitfeiern können.

Markus Baum ist regelmäßig zu hören im Programm von ERF Plus, zu empfangen deutschlandweit im Digitalradio und weltweit im Web: http://www.erfplus.de

Weitere Bücher und Schriften des Autors:

Jochen Klepper,
Neufeld Verlag Schwarzenfeld 2011,
ISBN 978-3-86256-014-1

Eberhard Arnold – ein Leben im Geist der Bergpredigt,
Neufeld Verlag Schwarzenfeld 2013,
ISBN 978-3-86256-035-6

Gott und Google – der kleine, feine Unterschied,
TWENTYSIX 2016,
ISBN 978-3-7407-1148-1

Das Böse – der Feind, den wir nicht lieben müssen,
TWENTYSIX 2017,
ISBN 978-3-740-72591-1

Alle Titel erhältlich im Druck und als E-Book.